**KARAN S**
**VAISHNAVI T**

# METODOLOGIA DE INVESTIGAÇÃO E BIOESTATÍSTICA

KARAN S
VAISHNAVI T

# METODOLOGIA DE INVESTIGAÇÃO E BIOESTATÍSTICA

ScienciaScripts

**Imprint**

Any brand names and product names mentioned in this book are subject to trademark, brand or patent protection and are trademarks or registered trademarks of their respective holders. The use of brand names, product names, common names, trade names, product descriptions etc. even without a particular marking in this work is in no way to be construed to mean that such names may be regarded as unrestricted in respect of trademark and brand protection legislation and could thus be used by anyone.

Cover image: www.ingimage.com

This book is a translation from the original published under ISBN 978-620-7-84272-8.

Publisher:
Sciencia Scripts
is a trademark of
Dodo Books Indian Ocean Ltd. and OmniScriptum S.R.L publishing group

120 High Road, East Finchley, London, N2 9ED, United Kingdom
Str. Armeneasca 28/1, office 1, Chisinau MD-2012, Republic of Moldova, Europe
Printed at: see last page
**ISBN: 978-620-8-02181-8**

# CONTEÚDO

# CAPÍTULO I
## METODOLOGIA GERAL DE INVESTIGAÇÃO

## INVESTIGAÇÃO

**A investigação** é definida como a criação de novos conhecimentos e/ou a utilização de conhecimentos existentes de uma forma nova e criativa, de modo a gerar novos conceitos, metodologias e compreensões. Isto pode incluir a síntese e a análise de investigação anterior, na medida em que conduza a resultados novos e criativos.

(ou)

O método sistemático consiste em enunciar o problema, formular uma hipótese, recolher os factos ou dados, analisar os factos e chegar a certas conclusões, quer sob a forma de soluções para o problema em causa, quer sob a forma de certas generalizações para uma formulação teórica.

**Os métodos de investigação** são todos os métodos/técnicas utilizados para a realização de uma investigação. Referem-se aos métodos que o investigador utiliza para efetuar a operação de investigação. Método utilizado pelo investigador.

**A metodologia de investigação** consiste nos procedimentos ou técnicas específicos utilizados para identificar, selecionar, processar e analisar informações sobre um tópico. Num trabalho de investigação, a secção de metodologia permite ao leitor avaliar criticamente a validade e a fiabilidade globais de um estudo.

- Uma forma sistemática de resolver o problema de investigação.
- Ciência que permite compreender como é feita a investigação.
- O estudo varia as etapas adoptadas por um investigador.
- Os investigadores devem conhecer o método relevante.

### Processo de investigação

1. Identificar o tema
2. Literatura relacionada
3. Formulação de hipóteses
4. Conceber a investigação
5. Recolha de dados
6. Análise dos dados
7. Interpretação dos dados
8. Resultados e conclusões

## OBJECTIVO

Os objectivos da investigação são definidos como a finalidade global do trabalho de investigação, como por exemplo: identificar, descrever, desenvolver, estimar, determinar, analisar, etc. Além disso, a finalidade do objetivo de investigação é encontrar a resposta às questões de investigação através da aplicação de procedimentos científicos.

Importância do objetivo da investigação
- Definem a investigação.
- Ajuda a centrar-se no tema específico da investigação.
- Uma investigação é significativa.
- Fornecem orientações, com base nas quais o investigador conduz a investigação.
- Segue-se um estudo de investigação válido e fiável.
- Fornecem uma estrutura bem definida e sequencial do estudo.
- Ajudam também na formulação de hipóteses.
- Desenvolve uma melhor compreensão do tópico - A metodologia de investigação proporciona uma melhor familiaridade com o tópico de investigação, explicando corretamente cada conceito associado ao mesmo. Visa a análise adequada de cada aspeto e retrata com precisão todas as conclusões do projeto.
- Fornece uma estrutura sistemática - A metodologia de investigação facilita o processo de realização de toda a investigação. Define claramente os instrumentos e as técnicas a utilizar para recolher, analisar e interpretar os dados para encontrar as soluções.
- Melhorar a qualidade da investigação - Determina a fiabilidade e a validade de todo o trabalho de investigação. A metodologia de investigação indica com exatidão as fontes de onde os dados devem ser retirados para efeitos de estudo, o que melhora a qualidade da investigação realizada.
- Obter melhores soluções - A metodologia de investigação ajuda a obter conclusões cruciais para a resolução de problemas empresariais. Realiza um estudo aprofundado de vários projectos, desenvolve uma melhor compreensão e detecta todos os problemas.
- Aids In Decision Making - A tomada de decisões é outro papel importante desempenhado pela metodologia de investigação. Esta apoia a gestão na organização dos seus esforços para gerar uma nova ideia. A metodologia de investigação, ao fornecer orientações para várias actividades do projeto, ajuda os gestores a tomar decisões eficazes
- Inculca o pensamento lógico e sistemático - Desenvolve a capacidade de pensamento lógico dos indivíduos. A metodologia de investigação avalia todos os elementos do projeto e destaca-os em pormenor. Representa todos os aspectos de uma forma simplificada, o que melhora o pensamento lógico.

## REQUISITOS DA INVESTIGAÇÃO
Planeamento - Definição e classificação ou objetivo e âmbito da operação.
- Análise para determinar o significado dos factos.
- O planeamento ajuda a obter um bom resultado na conclusão.

Orientação - Ajuda o investigador a concentrar-se nos problemas

Peritos - Conhecimentos na área em estudo.

- Deve ser capaz de orientar corretamente e formular um projeto de investigação bem planeado.

Formação - Saber planear, organizar e maximizar os resultados educativos.

Finanças - Os problemas estudados requerem uma ajuda financeira do Estado.

Referência - Projeto bem planeado

- O trabalho preliminar efectuado ajuda na investigação de um problema.

Biblioteca - Fornece materiais através de livros que melhoram a qualidade e a quantidade de

investigação.

Revistas de investigação - Apresenta estudos e investigações realizados a nível nacional e internacional.

## DIFICULDADE PRÁTICA

Um problema de investigação é uma área de preocupação em que existe uma lacuna na base de conhecimentos necessária para as práticas profissionais. Durante a investigação, alguns sentem-se bem, mas outros têm muitos problemas e enfrentam muitas dificuldades. A transferência de conhecimentos para a prática da investigação não é fácil. As dificuldades práticas são

- Não é semelhante à ciência
- Variáveis não controláveis
- Tendências humanas
- Tempo e dinheiro
- Falta de informatização
- Falta de formação científica na metodologia da investigação - A formação científica servia para saber como planear, organizar e maximizar os resultados educativos.
- Interação insuficiente entre os departamentos de investigação das universidades e as empresas
- Falta de confiança por parte das unidades empresariais para dar informações
- Ausência de código de conduta
- Dificuldade em obter assistência de secretariado adequada e atempada
- Má gestão e funcionamento da biblioteca
- Dificuldade de disponibilidade atempada dos dados publicados.
- Ignorância
- Investigação pela investigação - utilidade prática limitada, embora possam utilizar um jargão comercial sonante.

**Experiência pessoal** - A experiência quotidiana do investigador constitui uma boa fonte de ideias para formular o problema de investigação.

**Experiência prática** - A experiência clínica proporciona oportunidades para a identificação de problemas.

**Critical Appraisal Of Literature** - Quando olhamos para livros, artigos, resumos de questões clínicas relacionadas com o tema do nosso interesse, podem surgir questões pertinentes. Estas podem atingir a mente do leitor, estimulando a imaginação e diretamente a investigação adicional necessária.

**Investigação anterior** - Um corpo de conhecimentos é desenvolvido com base num resultado de investigação sólido. Normalmente, no final da investigação, são sugeridos problemas com base nas lacunas da investigação anterior, que podem ser investigados.

**Teorias existentes** - A investigação é um processo de desenvolvimento e teste de teorias. Se uma teoria existente for utilizada no desenvolvimento de um problema passível de investigação, deve ser isolada uma afirmação específica da teoria.

**Questões sociais** - Por vezes, são sugeridas questões de atualidade global ou questões políticas de relevância.

**Brainstorming** - As sessões de brainstorming são boas técnicas para encontrar novas questões de investigação. O brainstorming refere-se a discussões intensas entre pessoas interessadas na profissão, a fim de encontrar mais ideias para formular um bom problema de investigação.

**Intuição** - As "intuições" são consideradas boas fontes de conhecimento, bem como fontes para encontrar novos problemas de investigação. Acredita-se que a mente reflexiva é uma boa fonte de ideias, que pode ser utilizada para encontrar novos e bons problemas de investigação.

**Folclores** - As crenças comuns podem estar certas ou erradas. Por exemplo, estudar imediatamente antes do exame diminui a pontuação. Um investigador pode realizar um estudo para testar este facto.

**Exposição a situações no** terreno - Durante a exposição no terreno, os investigadores obtêm uma variedade de experiências que podem fornecer muitas ideias para formular problemas de investigação.

**Consultas com peritos** - Considera-se que os peritos têm uma experiência sólida no seu domínio respetivo, o que pode sugerir um problema importante a estudar.

## REVISÃO DA LITERATURA

A revisão da literatura é um resumo de todas as revisões de várias literaturas de investigação relacionadas com o estudo atual realizado por um investigador. Ajuda a descobrir o que já se sabe sobre o problema de investigação e o que mais tem de ser feito.

Caraterísticas de uma revisão da literatura de boa qualidade:
- Uma boa revisão da literatura deve ser exaustiva.
- Deve incluir referências actualizadas.
- Deveria ser sistémico.
- Deve ser reproduzível.
- Deve ser isenta de preconceitos.
- Deve ser bem escrito.
- Deve ter a forma de uma soma das partes.

- Deve ser claramente procurado e selecionado.
- A revisão deve conter referências exactas.

Factores que afectam a revisão da literatura:
- Antecedentes do investigador - Um investigador experiente tem mais facilidade em preparar uma revisão da literatura do que um principiante.
- Complexidade do projeto de investigação - É mais fácil recolher a revisão da literatura para projectos de investigação simples e fáceis do que para projectos complexos.
- Disponibilidade de recursos - A disponibilidade de recursos como computador, acesso à Internet, subscrição de revistas em linha e fora de linha facilita a preparação de uma boa revisão da literatura.
- Prazo do estudo - Para efetuar uma revisão relevante da literatura é necessário tempo suficiente.
- Disponibilidade de um sistema de apoio - Se houver muitos investigadores envolvidos na investigação, é possível efetuar uma boa revisão da literatura.

Objetivo da revisão da literatura:
- Ajuda a identificar o que já se sabe sobre um problema de investigação.
- Ajuda a desenvolver os conhecimentos anteriores.
- Muitos estudos de investigação publicados contêm recomendações para investigação futura, a partir das quais podemos obter ideias para um novo estudo de investigação.
- Permite ao investigador saber que investigação já foi feita num determinado domínio, de modo a evitar duplicações.
- É necessário limitar o problema a estudar.
- Identificar questões a que um conjunto de investigações não responde
- Ajuda o investigador a familiarizar-se com a teoria, as estratégias, as ferramentas e os instrumentos relevantes para a realização da investigação.
- Ajuda a compreender as diferentes formas de realizar o estudo de investigação.
- Ajuda a identificar dados comparativos, o que contribui para a interpretação e discussão de estudos anteriores.

Tipos de revisão da literatura:
Revisão da literatura tradicional ou narrativa
Este tipo Critica e resume a literatura para tirar conclusões sobre um tópico. Tradicional ou Narrativo
Revisão sistémica da literatura
Este método utiliza uma abordagem mais bem definida, principalmente utilizada para fazer uma lista completa de todos os estudos publicados e não publicados relacionados com um determinado tópico.
o Meta-análise

Este tipo de revisão pega em grandes resultados quantitativos e efectua uma análise estatística para integrar esses resultados e melhorar a compreensão.

o Meta-síntese

Trata-se de um método não estatístico utilizado para integrar, avaliar e interpretar os resultados de vários estudos quantitativos semelhantes, a fim de identificar os elementos comuns.

Fontes de revisão da literatura:

As fontes bibliográficas podem ser classificadas como fontes primárias e fontes secundárias

FONTE PRIMÁRIA: Uma fonte primária é um recurso bibliográfico de um estudo escrito pelo investigador original. Trata-se de uma publicação de investigação escrita pela pessoa ou pessoas que realizaram a investigação. Exemplos: Artigos de investigação, teses/dissertação não publicadas, diários pessoais, registos e relatórios escritos à mão, etc.

FONTE SECUNDÁRIA: São informações de segunda mão preparadas ou escritas por alguém que não o autor original. Exemplos: Jornais, capítulos de livros, televisão, rádio, revistas, Wikipédia, periódicos, etc.

FONTE TERCIÁRIA: Estas são excelentes fontes que podem fornecer informações gerais de base para ajudar a restringir ou alargar o foco de um tópico.

Recursos da revisão da literatura:
- Base de dados eletrónica
- Livros
- Revistas
- Documentos de conferência
- Teses
- Enciclopédia e dicionário
- Relatórios de investigação
- Revistas e jornais

Etapas da revisão da literatura
1. Escolha o seu tema
2. Identificar bases de dados e recursos
3. Pesquisar e refinar
4. Ler e analisar
5. Escrever a crítica

Etapas da revisão da literatura
Etapa I - Bibliografia anotada

Nesta fase, os investigadores lêem artigos, livros e outros tipos de literatura relacionados com o tema da investigação e escrevem uma breve sinopse crítica de cada revisão.

Fase II - Organização temática

Nesta fase, os investigadores tentam encontrar temas comuns do tópico de investigação e organizar a literatura de acordo com esses temas, subtemas ou categorias.

Fase III - Mais leitura

Com base nos conhecimentos adquiridos através da leitura primária, os investigadores têm uma melhor compreensão do tema de investigação e da literatura com ele relacionada. Nesta fase, os investigadores tentam descobrir materiais bibliográficos específicos relevantes para o domínio de estudo ou metodologias de investigação que sejam mais relevantes para a sua investigação.

Fase IV - Redação das secções individuais

Nesta fase, os investigadores começam a escrever a literatura em cada secção temática, utilizando os rascunhos de anotações previamente recolhidos.

Etapa V - Integrar as secções

Nesta secção, os investigadores têm uma lista das secções temáticas e unem-nas com uma introdução, uma conclusão e alguns aditamentos e revisões nas secções para mostrar como se relacionam entre si e com o tema geral.

Ponto a ter em conta
- Ser específico
- Ser seletivo
- Foco dos temas actuais
- Garantir a prova das alegações
- Foco na fonte de provas
- Conta de provas contrárias
- Citação de referência
- Evitar a abreviatura
- Estrutura de frases simples e exacta
- Organização da revisão da literatura
- Referir a fonte original

## CONCEPÇÃO DO ESTUDO E TIPOS DE ESTUDOS

A conceção de um estudo é um plano ou protocolo específico para a realização do estudo, que permite ao investigador traduzir a hipótese concetual numa hipótese operacional.

## O QUE É UM PROJECTO DE INVESTIGAÇÃO?

- Enquadramento ou plano de um estudo
- Utilizado como guia na recolha e análise de dados
- Um modelo a seguir para a realização de um estudo
- A conceção de um estudo é um plano ou protocolo específico para a realização do estudo, que permite ao investigador traduzir a hipótese concetual numa hipótese operacional

A conceção do estudo descreve a metodologia de investigação. Ao estudar as concepções de investigação, é importante compreender o que é e o que não é a conceção do estudo/investigação. Os investigadores precisam de saber onde é que a conceção se enquadra em todo o processo de estudo, desde a elaboração de uma pergunta Os investigadores têm dois tipos de perguntas fundamentais como :

- O que é que se passa? Estudo de tipo descritivo
- Porque é que isso acontece? Estudo de tipo exploratório

A conceção do estudo e os seus tipos são definidos como :

- Investigação descritiva
- Investigação exploratória

**Investigação descritiva**

A investigação descritiva procura descrever, explicar e interpretar as condições do presente, ou seja, "o que é". O objetivo de uma investigação descritiva é examinar um fenómeno que ocorre num local e num momento específicos. A investigação descritiva pode envolver a recolha de informação quantitativa ou pode descrever categorias de informação, tais como padrões de interação quando se utiliza a tecnologia no terreno (por exemplo, na sala de aula). Embora possa empregar os fundamentos da investigação quantitativa e qualitativa, a investigação descritiva não se enquadra perfeitamente na definição de metodologia de investigação quantitativa ou qualitativa.

**Investigação exploratória**

A investigação exploratória centra-se em questões do tipo "porquê". O objetivo da conceção da investigação é evitar inferências inválidas, ou seja, desenvolver e avaliar teorias de base. É utilizada para investigar a natureza completa do fenómeno e outros factores relacionados. Os principais objectivos da investigação exploratória são os seguintes

- Construção de novos pressupostos e teorias.
- Apresentar a situação real, a imagem e os pormenores.

- Determinar se o estudo é viável ou não.
- Investigação sistemática e formulação de um novo problema de investigação.
- São desenvolvidas instruções para futuras investigações e técnicas.

TIPOS DE PROJECTOS DE INVESTIGAÇÃO
Com base no método de controlo
       I. Experimental (não interventiva)
- Quase experimental

       II. Observacional (intervenção)
- Coorte
- Controlo de casos
- Secção transversal

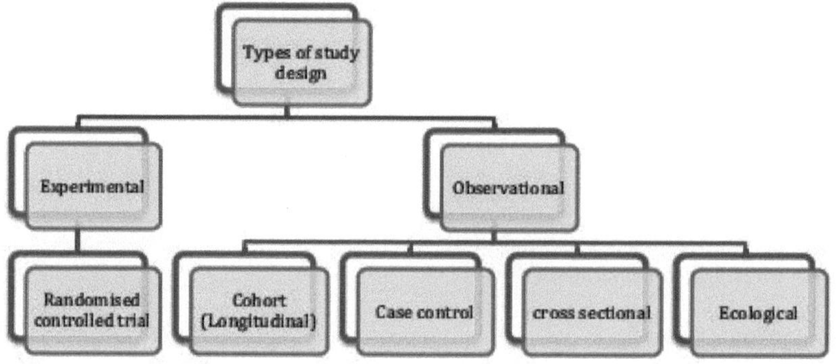


## I.    EXPERIMENTAL

Os indivíduos são distribuídos aleatoriamente por, pelo menos, 2 grupos. Um grupo é objeto de uma intervenção ou de uma experiência e o outro não. Em seguida, o resultado da intervenção é obtido através da comparação dos dois grupos. Um ensaio clínico é um estudo epidemiológico em que os participantes são selecionados com base no seu estado de exposição, tal como um estudo de coorte. A única diferença entre um estudo de coorte e um ensaio clínico é o facto de os estudos de coorte serem de natureza observacional (o investigador não intervém na atribuição da exposição), ao passo que um ensaio clínico é de natureza experimental (o investigador intervém e é ele que atribui a exposição aos sujeitos). Assim, o ensaio clínico é um estudo prospetivo em que uma intervenção é atribuída a diferentes grupos de sujeitos e é permitida ao longo do tempo para identificar aqueles que desenvolvem o resultado em consideração.

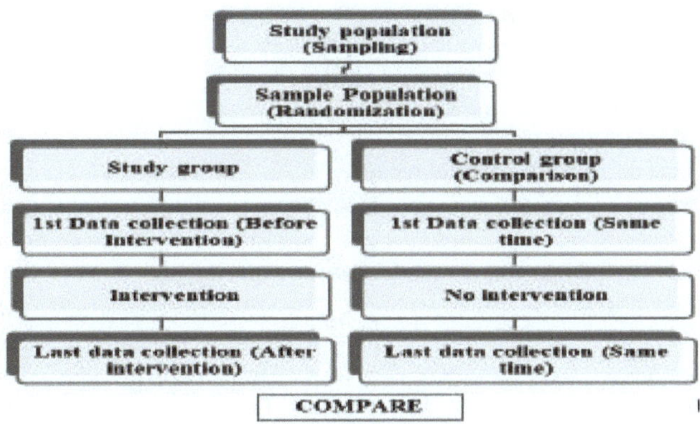


Caraterísticas ou elementos do projeto experimental
1. Manipulação
2. Controlo
3. Randomização

Vantagens
- Estabelece melhor as relações de causa e efeito

Desvantagens
- Artificialidade das experiências
- Viabilidade
- Não é ético

Tipos de projectos experimentais
- Verdadeiro-Experimental (Simples)
- Quasi-Experimental
- Pré-experimental

Aleatorização, Controlo e Manipulação
Verdadeiro exp..: Todos 3: R C M
Quase-exp: M + R ou C
Pré-exp: M, sem R e sem C

ESTUDOS QUASE EXPERIMENTAIS
Os estudos quasi-experimentais também examinam os resultados; no entanto, não envolvem a atribuição aleatória de participantes a grupos de tratamento e de controlo. Um estudo quasi-experimental pode comparar os resultados de indivíduos que recebem actividades do programa com os resultados de um grupo semelhante de indivíduos que não recebem actividades do programa. Este tipo de estudo também pode comparar os resultados de um grupo de indivíduos antes e depois do envolvimento do grupo num programa (conhecido como "conceção pré-teste/pós-teste"). Os estudos quase-

experimentais podem informar discussões de causa e efeito, mas, ao contrário das verdadeiras experiências.

Neste caso, falta pelo menos uma caraterística de uma verdadeira experiência. Esta pode ser uma ou outra:

- Falta de aleatorização
- Ausência de grupo de controlo separado

No entanto, isto inclui sempre a manipulação de uma variável independente que serve de intervenção

**Diagrama do modelo quase experimental**

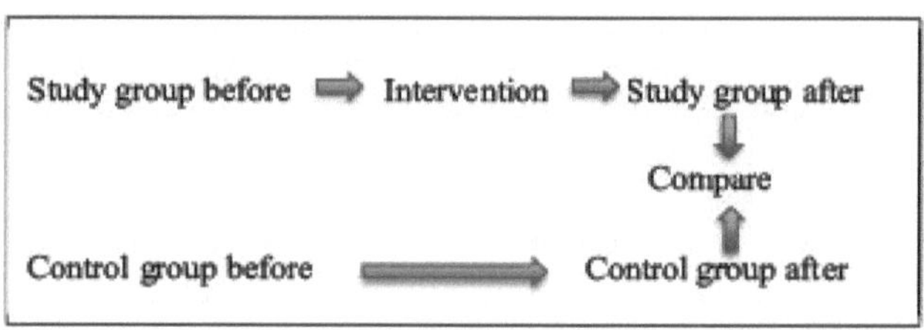


Embora as avaliações quase-experimentais não possam provar que um programa causa uma mudança nos resultados, elas podem, no entanto, ser muito valiosas, fornecendo

- Informações descritivas sobre a população servida
- Informações que sugerem se as mudanças previstas estão a ocorrer
- Dados que sugerem a magnitude da mudança que está a ocorrer ao longo do tempo
- Informação sobre se as mudanças previstas estão a ocorrer em alguns subgrupos e não noutros

Quando é que é adequado realizar um estudo quase-experimental em vez de uma avaliação por atribuição aleatória?

- Se a atribuição aleatória não for viável
- Se a atribuição aleatória não for ética ou se houver oposição da comunidade ou dos financiadores
- Se a atribuição aleatória não for viável
- Se um programa ainda estiver a ser desenvolvido
- Se o conjunto de potenciais participantes for demasiado pequeno para preencher tanto um grupo de tratamento como um grupo de controlo
- Se for impossível evitar a "contaminação" do grupo de controlo
- Se um estudo de atribuição aleatória for contaminado

Avaliações de resultados quase-experimentais

- Comparação com um grupo ou comunidade semelhante
- Comparação com indivíduos homólogos

- Uma conceção pré-teste/pós-teste, em que o indivíduo é a sua própria comparação
- Utilização de métodos estatísticos para controlar as variáveis medidas e não medidas

## II.     OBSERVATÓRIO

Num estudo observacional, o sujeito a ser observado escolhe se quer ou não ser incluído no estudo. Os erros susceptíveis de ocorrer incluem as diferenças no perfil dos sujeitos, uma vez que variáveis como a idade, a história familiar de doença, a causa e a gravidade da doença, etc., podem não estar definidas.

- Estudos de observação agregada
- Estudos de observação individual

No estudo observacional individual, os doentes/sujeitos são observados individualmente e são reunidos em grupos com base no resultado ou na exposição ou em ambos. Consoante a base do agrupamento, o estudo observacional individual é subclassificado como

1) Controlo de casos
2) Coorte
3) Secção transversal.

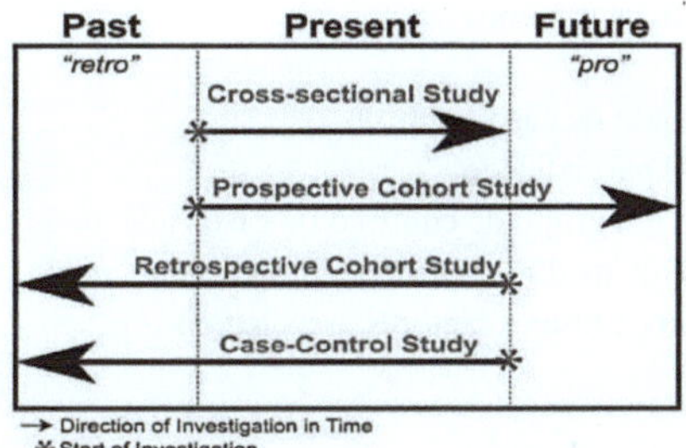


## 1. CONTROLO DE CASO ( retro sético )

O estudo de caso-controlo envolve a reunião de sujeitos em grupos com base no resultado encontrado nesses sujeitos. Compara os sujeitos com o resultado em questão (doença/condição em que o grupo se comporta como um grupo de "caso") com os sujeitos sem o resultado (o grupo actua como um controlo).

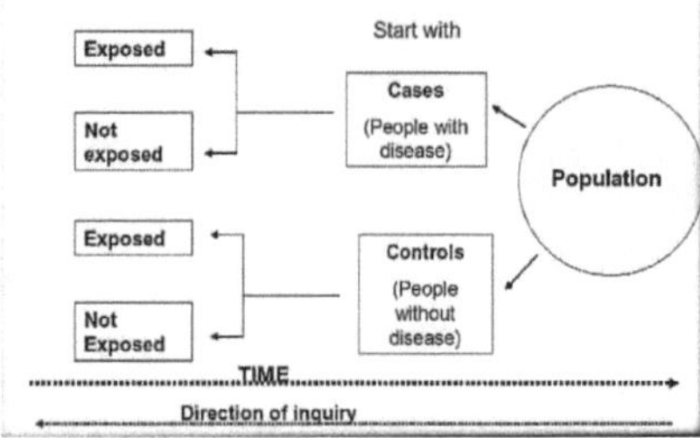


Vantagens do estudo de caso-controlo
- Relativamente fácil de executar
- Rápido e económico
- Particularmente adequado para investigar doenças raras
- Sem risco para o sujeito
- Revela o estudo de vários factores etiológicos diferentes
- Podem ser identificados factores de risco
- Sem acompanhamento no futuro
- Problemas éticos mínimos

Desvantagens do estudo de caso-controlo
- Problemas de parcialidade
- A seleção de um grupo de controlo de casos adequado pode ser difícil
- Não é possível medir a incidência, apenas se mede o risco relativo (é difícil distinguir entre causas e factores associados)

## 2. COORTE

Num estudo de coorte, um grupo de indivíduos expostos a um fator de risco (grupo de estudo) é comparado com um grupo de indivíduos não expostos ao fator de risco (grupo de controlo).

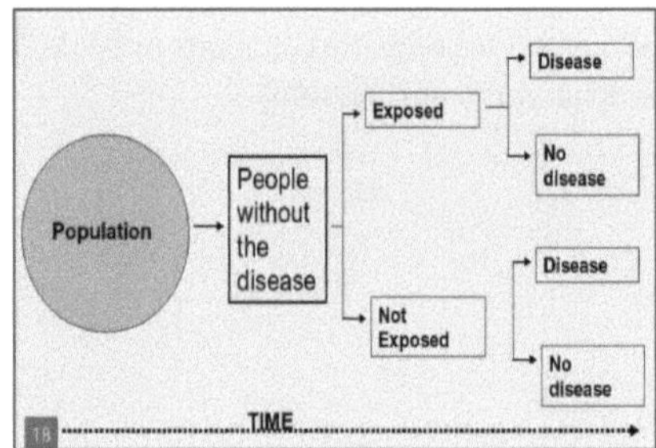

Vantagens do estudo de coorte
- Não há qualquer preconceito
- O risco pode ser calculado porque a incidência pode ser calculada
- É eficaz para estudar exposições raras
- Permite o estudo da história natural da doença
- Ajuda a determinar a relação temporal entre o fator etiológico e a doença

Desvantagens do estudo de coorte
- Demora muito tempo
- É caro
- É necessário um grande número de sujeitos
- Poderá haver alterações nos métodos padrão ou nos critérios de diagnóstico

Tipos de estudos de coorte:
1. Coorte prospetiva (concorrente; estudo longitudinal)
2. Estudo de coorte retrospetivo (coorte histórica; coorte prospetiva não concomitante).
3. Restrito (exposição limitada)

1. Coorte prospetiva
Coorte prospetiva caracterizada pela determinação dos níveis de exposição (expostos vs. não expostos) na linha de base (presente) e seguida para a ocorrência de doenças no futuro Os grupos deslocam-se no tempo à medida que envelhecem. Também designado por
- longitudinal
- concorrente
- estudos de incidência

Olhando para o futuro
Exemplo: Estudo da doença coronária

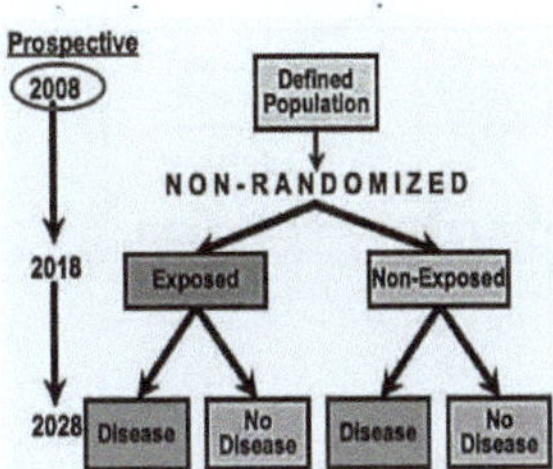


Vantagens dos estudos de coortes prospectivos
- Grandes dimensões das amostras
- Certas doenças ou factores de risco visados

- Pode ser utilizado para provar a relação causa-efeito
- Avaliar a magnitude do risco
- Número e proporção de casos que podem ser evitados
- Exaustividade e exatidão
- Oportunidade de evitar a condição que está a ser estudada
- A qualidade dos dados é elevada
- Considera as variações sazonais e outras variações durante um longo período
- Acompanha os efeitos do processo de envelhecimento

Desvantagens dos estudos de coortes prospectivos
- São necessárias grandes populações de estudo
- não é fácil encontrar temas
- Caro
- Variáveis imprevisíveis
- Resultados não extrapolados para a população em geral Os resultados do estudo são limitados
- Demora/resultados atrasados
- Requer uma conceção e condições rígidas
- Sujeitos perdidos ao longo do tempo (desistências)
- Os custos são elevados
- Logisticamente exigente
- Manter a qualidade, a validade, a exatidão e a fiabilidade pode ser um problema
- 

2. Retrospetiva

utiliza dados históricos para determinar o nível de exposição numa determinada linha de base no passado e, em seguida, determinar o estado subsequente da doença no presente.

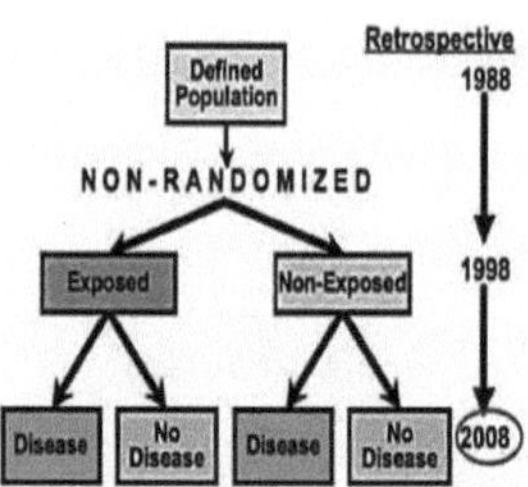


3. SECCIONAL CRUZADO (estudo de prevalência)

Trata-se de um estudo em que os dados são recolhidos num determinado momento e que reflecte informação sobre a prevalência dos resultados.

Vantagens dos estudos C-S

- Curto prazo
- Menos recursos necessários
- Menos análises estatísticas
- Mais fácil de controlar
- Conceção menos complexa
- Estabelecer uma relação entre os atributos da doença e as caraterísticas de vários grupos, por exemplo, o grupo dos idosos
- Os dados são úteis para o planeamento de serviços de saúde e programas médicos

Desvantagens das CSS

- Não estabelece a relação causa/efeito
- Potencial enviesamento na medição da exposição
- Potencial viés de sobrevivência
- Não é viável para doenças raras
- Não produz incidência

## ESTUDO LONGITUDINAL

Com base em observações múltiplas na mesma população durante um período de tempo prolongado.

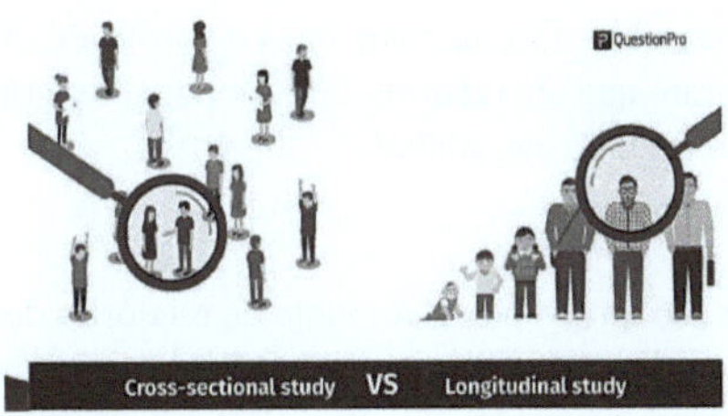


## ESTUDOS DESCRITIVOS

Envolve a recolha sistemática e a apresentação de dados para dar uma imagem clara de uma situação específica. A investigação descritiva pode ser efectuada em pequena ou grande escala na comunidade

1. Relato de caso
2. Série de casos
3. Secção transversal e longitudinal (frente)

Utilizações

Fornece dados relativos a

- A magnitude da carga da doença
- Os tipos de problemas de doença na comunidade em termos de taxa e rácio de morbilidade e mortalidade Fornece "pistas" para a etiologia da doença.

Ajuda em

- Formulação da hipótese etiológica
- Ajuda no planeamento, implementação e avaliação de serviços/programas de saúde

## 1. Relato de caso

É um relatório que documenta ocorrências médicas invulgares que podem representar a primeira pista na identificação de uma nova doença ou efeito adverso de exposições (com base num doente). Inclui um resumo da doença, como os sinais de apresentação, os sintomas, os estudos de diagnóstico, a evolução do tratamento e o resultado.

Vantagens:
- Servem como um mecanismo de alerta para clínicos, investigadores e outras pessoas de que um medicamento ou grupo de medicamentos pode produzir um determinado efeito.
- A mensagem alerta os médicos para estarem atentos a este potencial problema e para comunicarem outras ocorrências deste tipo.
- Podem conduzir diretamente à geração de hipóteses que podem orientar a investigação.

Desvantagem:
- Os relatórios de casos são a forma mais fraca de prova de causalidade.
  Ou seja, é muito raro que um relatório de caso possa ser utilizado para fazer uma declaração sobre o nexo de causalidade.

## 2. Série de casos

As séries de casos são um grupo ou conjunto de relatórios de casos que podem ser gerados por um único médico, um grupo de médicos, um hospital, uma empresa farmacêutica ou uma agência reguladora. Estes relatórios permitem uma análise mais aprofundada do problema, mas fornecem poucas informações sobre as taxas de ocorrência ou a extensão do problema.

Trata-se de uma coleção de relatos de casos diferentes, portanto, baseados num ou em mais do que um doente.

Vantagens
- Útil para a criação de hipóteses
- Informativo para doenças muito raras com poucos factores de risco estabelecidos
- Normalmente de curta duração.

Desvantagens
- Não é possível estudar relações de causa e efeito
- Não é possível avaliar a frequência da doença

**ESTRATÉGIAS PARA ELIMINAR PRECONCEITOS**
Erros

O erro é uma medida da diferença estimada entre o valor observado/calculado de uma qualidade e o seu valor real.

Tipos de erros
- Erro de medição
    - Erro humano
    - Perceção selectiva inevitável
    - Representação incorrecta intencional por parte dos inquiridos
    - Má conceção da investigação
    - Falta de validade de conteúdo na recolha de dados
- Erro de amostragem
- Erro aleatório (flutuação, conhecimento)
- Erro na análise de dados

Erro de não amostragem

Os erros não relacionados com a amostragem surgem na fase de
- Observação
- Apuramento
- Processamento de dados
- Desvios incorrectos
- Viés de não resposta
- Erro na recolha de dados
- Erro de compilação
- Erro de publicação
- Erro de citação
- Erro de linguagem
- Erro de localização

ESTRATÉGIAS PARA EVITAR A DISTORÇÃO DE ERROS
- Tomar as devidas precauções no planeamento e na execução do inquérito por amostragem, caso contrário os resultados obtidos poderão ser inexactos e enganadores.
- Até que e a menos que a amostragem seja feita por pessoal treinado e eficiente e por equipamento sofisticado para o seu planeamento, execução e análise. Na ausência destes factores, a amostragem não é digna de confiança.
- Se quiser obter informações sobre cada uma das unidades da população. Terá de proceder a uma enumeração completa. Nesse caso, a amostragem não será um método adequado.

- O erro de estimativa pode ser controlado através da conceção da amostragem. As seguintes concepções de amostragem de probabilidades são amplamente utilizadas na análise de inquéritos de dados.
    - Amostragem Randm simples
    - Amostragem com probabilidade proporcional à dimensão
    - amostragem estratificada

- É importante otimizar a atribuição dos recursos disponíveis entre e dentro das várias amostras de dados, uma vez que amostras mal atribuídas podem conduzir a erros de amostragem indesejados.
- Uma análise sistemática dos erros de amostragem oferece possibilidades de redução dos valores. O problema da afetação óptima da amostra é geralmente formulado como a determinação das dimensões das amostras de pontos de venda e a sua distribuição por aí reduz o erro de amostragem.
- As amostras de produtos e pontos de venda devem ser revistas e actualizadas periodicamente para equilibrar a sua representatividade em relação aos actuais hábitos de compra dos agregados familiares.
- O erro de resposta é útil para realizar controlos de garantia de qualidade dos coladores de dados pelos supervisores, o que é um bom sistema para organizar regularmente reuniões em que os colhedores de preços e os estatísticos da sua organização possam partilhar as suas experiências.
- A não resposta define o enviesamento de seleção. Existem três etapas para o tratamento das observações de dados em falta Primeiro, os dados observados correspondem aos dados anteriores Segundo, esta correspondência de dados pode ser conseguida utilizando dados artificiais para os dados em falta. Em terceiro lugar, existe a possibilidade de reponderar a amostra.
- Os dados em falta são imputados com a ajuda de informação sobre o mesmo agregado familiar de um período de observação anterior.
- O erro de amostragem pode ser minimizado através de uma amostragem probabilística correta e imparcial e da utilização de uma amostra de grande dimensão.


**CONTROLOS**

Um controlo é uma técnica que fornece uma garantia completa de que os dados ou informações recolhidos são fiáveis e de que a organização ou empresa está em conformidade com os regulamentos aplicáveis. Numa experiência ou observação, o grupo ou política de controlo minimiza os efeitos de outras variáveis que não a variável independente. Isto aumenta o nível de fiabilidade dos resultados da experiência através de uma comparação entre a medida de controlo e a outra medida.

Os controlos são de dois tipos:
- Controlo negativo

- Controlo positivo

Controlo negativo : Um controlo negativo pertence a uma experiência bem concebida. Trata-se de um grupo em que não se espera qualquer resposta.

Controlo positivo: Um controlo positivo é uma parte de um projeto experimental bem definido. Recebe um tratamento com uma resposta conhecida. A resposta conhecida obtida pode ser comparada com a resposta desconhecida do tratamento.

## RANDOMIZAÇÃO

Randomização

A aleatorização é o processo de atribuição dos participantes do ensaio clínico aos grupos de tratamento. A aleatorização dá a cada participante uma hipótese conhecida (igual) de ser atribuído a qualquer um dos grupos. Uma randomização bem-sucedida requer que a atribuição do grupo não possa ser prevista com antecedência.

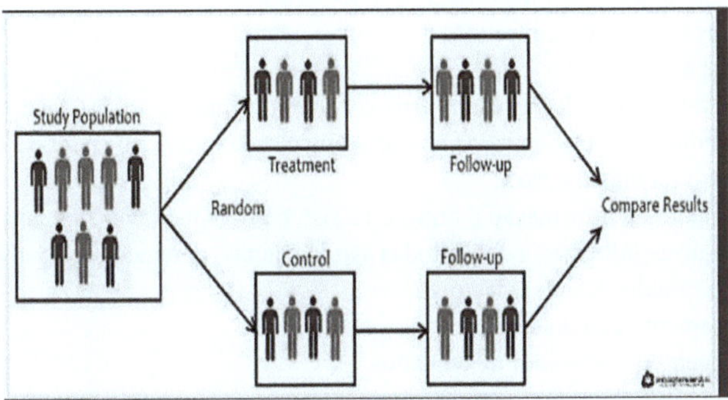


OBJECTIVO DA ALEATORIZAÇÃO
- Objetivo principal - Evitar enviesamentos na distribuição dos sujeitos pelos grupos de tratamento.
- Objetivo secundário - Conseguir a comparabilidade entre os grupos.

Necessidade de aleatorização

Se, no final de um ensaio clínico, se verificar uma diferença nos resultados entre dois grupos de tratamento (intervenção e controlo), as possíveis explicações para esta diferença incluem
- A intervenção tem um efeito real.
- A diferença de resultados deve-se exclusivamente ao acaso
- Existe uma diferença sistemática (ou viés) entre os grupos devido a outros factores que não a intervenção.

Critérios de aleatorização

1. Imprevisibilidade
- Cada participante tem a mesma hipótese de receber qualquer uma das intervenções.
- A atribuição é efectuada através de um mecanismo aleatório, de modo a que nem o participante nem o investigador saibam antecipadamente qual será atribuído.

2. Balanço
- Os grupos de tratamento são de dimensão e constituição semelhantes, os grupos são iguais em todos os aspectos importantes e apenas diferem na intervenção que cada grupo recebe.

3. Simplicidade
- Fácil de implementar pelo investigador/pessoal

PREOCUPAÇÃO:-

O viés é o erro sistemático que ocorre na conceção, na realização ou na análise de um estudo, que resulta numa medida errada de associação.

Existem três tipos de preconceitos

1. Viés de seleção

O enviesamento de seleção é um erro sistemático que ocorre na fase em que são seguidos procedimentos inadequados no recrutamento de indivíduos para o estudo.

2. Enviesamento da informação

O enviesamento da informação é outro erro sistemático que ocorre na fase de recolha de dados, em que as informações recolhidas são inexactas, podendo ser ao nível da exposição, o resultado ou outros factores.
- Enviesamento dos doentes
- Preconceito do prestador de cuidados
- Viés do avaliador
- Preconceito laboratorial
- Viés de análise e interpretação

3. Confundir

O fator de confusão é o terceiro tipo de viés, em que uma caraterística específica (que está associada à exposição e é um fator de risco para o resultado) conduz a uma medida errada da associação.

TIPOS DE ALEATORIZAÇÃO
- aleatorização simples
- Aleatorização restrita
- Bloqueio
- Estratificação
- Randomização minimizada

ALEATORIZAÇÃO SIMPLES

A abordagem de aleatorização é simples e fácil de implementar numa investigação clínica. Numa investigação clínica de grande dimensão, pode confiar-se na aleatorização simples para gerar números semelhantes de sujeitos entre os grupos. No entanto, os resultados da aleatorização podem ser problemáticos numa investigação clínica com um tamanho de amostra relativamente pequeno, resultando num número desigual de participantes entre os grupos.

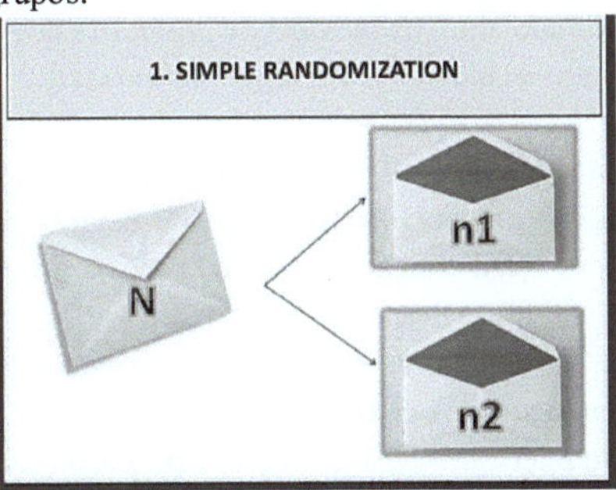


Se houver 50 (N) indivíduos, os planos de tratamento são divididos igualmente, ou seja, 25 (n1) e 25 (n2). De modo que n1+n2= N.

O método básico de aleatorização simples consiste em lançar uma moeda ao ar Sequência gerada por computador. Por exemplo, com dois grupos de tratamento (controlo versus tratamento), o lado da moeda (i.e., controlo cara, tratamento coroa) determina a atribuição de cada sujeito.

## ALEATORIZAÇÃO EM BLOCO

A aleatorização em bloco é normalmente utilizada na situação de dois tratamentos em que as dimensões das amostras para os dois tratamentos devem ser iguais ou aproximadamente iguais. O processo envolve o recrutamento de participantes em blocos curtos e a garantia de que metade dos participantes em cada bloco são afectados ao tratamento "A" e a outra metade ao '".B'" Existem seis formas diferentes de dividir quatro doentes uniformemente entre dois tratamentos:

AABB, BAAB, ABAB, BABA, ABBA, BBAA

O passo seguinte é selecionar aleatoriamente entre estes seis blocos diferentes para cada grupo de quatro participantes recrutados. A seleção aleatória pode ser feita utilizando uma lista de números aleatórios gerados através de software estatístico, por exemplo, SPSS, Excel, Minitab, Stata, SAS. A dimensão do bloco depende do número de tratamentos. O tamanho do bloco não é indicado no protocolo, pelo que os clínicos e os investigadores não têm conhecimento do tamanho do bloco.

## ALEATORIZAÇÃO ESTRATIFICADA

O método de aleatorização estratificada aborda a necessidade de controlar e equilibrar a influência das covariáveis. Este método pode ser utilizado para alcançar o equilíbrio entre grupos em termos das caraterísticas de base do sujeito (covariáveis). Exemplos típicos de tais factores são o grupo etário, a gravidade da doença e o centro de tratamento. Estratificação significa simplesmente ter esquemas de aleatorização em bloco separados para cada combinação de caraterísticas ("estrato") O ensaio pode não ser válido se não estiver bem equilibrado entre os factores de prognóstico.

SR significa bloco dentro de bloco Por exemplo, Grupo etário: < 40, 41-60, >60; Sexo: M, F

Para 6 doentes num bloco, o número total de estratos = 3 x 2 = 6.

- Produz grupos comparáveis em relação a determinadas caraterísticas (por exemplo, sexo, idade, raça, gravidade da doença), produzindo assim testes estatísticos válidos.
- O tamanho do bloco deve ser relativamente pequeno para manter o equilíbrio em pequenos estratos.
- Um maior número de variáveis de estratificação ou um maior número de níveis dentro dos estratos conduz a um menor número de doentes por estrato.
- Os indivíduos devem ter medições de base efectuadas antes da aleatorização.
- Os grandes ensaios clínicos não utilizam a estratificação


## RANDOMIZAÇÃO MINIMIZADA

Este método pode ser utilizado quando o estudo é suficientemente pequeno e a aleatorização simples não permite obter grupos equilibrados. Note-se que os métodos determinísticos de atribuição, como a data de nascimento ou a atribuição alternada a cada grupo, não são considerados aleatórios.

Utilizando este método, o primeiro doente é verdadeiramente atribuído aleatoriamente para cada doente subsequente, a atribuição do tratamento é identificada. O que minimiza o desequilíbrio entre os grupos nessa altura?


### Ensaios aleatórios controlados

O ensaio controlado aleatório é considerado o método mais rigoroso para determinar se existe uma relação causa-efeito entre uma intervenção e um resultado. A força do ensaio aleatório controlado reside no processo de aleatorização que é exclusivo deste tipo de conceção de estudo epidemiológico. Geralmente, num ensaio controlado aleatório, os participantes no estudo são distribuídos aleatoriamente por um de dois grupos: o grupo experimental que recebe a intervenção que está a ser testada e um grupo de comparação (controlos) que recebe um tratamento convencional ou um placebo. Estes grupos são depois seguidos prospectivamente para avaliar a eficácia da intervenção em comparação com o tratamento padrão ou placebo.

Vantagens do ensaio de controlo aleatório (RCT):
- Elimina os factores de confusão e tende a criar grupos comparáveis para todos os factores que influenciam o resultado. Conhecidos, desconhecidos ou difíceis de medir. Por conseguinte, a única diferença entre os grupos deve ser a intervenção.
- Elimina o viés de seleção.
- Dá validade aos testes estatísticos baseados na teoria das probabilidades.
- Este tipo de estudo permite efetuar inferências causais, ou seja, constitui a prova empírica mais forte da eficácia de um tratamento.
- A aleatorização torna os grupos comparáveis de acordo com factores conhecidos e desconhecidos.
- Considerado o padrão de ouro: mais publicável.

Desvantagens do ensaio de controlo aleatório (RCT):
- Não garante a existência de grupos comparáveis, uma vez que as diferenças nas variáveis de confusão podem surgir por acaso.
- O cálculo do poder pode exigir amostras de grande dimensão, o que requer mais recursos por parte dos investigadores.
- Os ensaios que testam a eficácia podem não ser amplamente aplicáveis. Os ensaios que testam a eficácia são maiores e mais
caro.
- Algumas investigações não podem ser eticamente realizadas como um RCT.

Cegamento em ensaios controlados aleatórios
A ocultação é um processo em que a informação crítica sobre a atribuição do tratamento é ocultada aos doentes, ao observador ou ao avaliador do estudo.
- Cegueira simples
- Dupla ocultação
- Cegueira tripla

## CONCEPÇÃO DE CROSSOVER
A ordem de administração dos tratamentos numa experiência cruzada é designada por sequência. Os tratamentos são designados por letras maiúsculas, como A, B, C, etc. No desenho cruzado, as unidades experimentais são aleatorizadas para a sequência dada que recebe o tratamento. Estes são utilizados em situações experimentais em que um certo número de sujeitos experimentais são expostos aos tratamentos. Em estudo aplicado sequencialmente ao longo de 3 períodos de tempo. Por exemplo:
- O desenho cruzado é o desenho de 2 sequências, 2 períodos e 2 tratamentos com as sequências AB e BA e é designado por desenho cruzado 2x2
- 2x3 e 3x3 ordem de desenho cruzado

DESENHO CRUZADO COM ETIQUETAS
Um desenho cruzado é rotulado como Uniforme dentro de :

- Sequências, se cada tratamento tiver o mesmo número de vezes em cada sequência.
- Períodos, se cada tratamento tiver o mesmo número de vezes em cada período.

Por exemplo

AB e BA são uniformes dentro da sequência e dos períodos. ABA e BBA são uniformes dentro do período, mas não são uniformes dentro das sequências. Porque as sequências diferem no número de A e B. Desenho de cruzamento fortemente equilibrado e uniforme com 4 sequências, 4 períodos e 2 tratamentos.

| Desenho 4 | Período 1 | Período 2 | Período 3 | Período 4 |
|---|---|---|---|---|
| Sequência ABBA | A | B | B | A |
| Sequência BAAB | B | A | A | B |
| Sequência AABB | A | A | B | B |
| Sequência BBAA | B | B | A | A |

Conceção cruzada - Permite a comparação de tratamentos entre doentes, de modo a que cada doente actue como o seu próprio controlo.

Conceção de grupos paralelos - A comparação dos tratamentos é efectuada entre os grupos de doentes. O poder e o tamanho da amostra dependem da variação entre os sujeitos.

## VANTAGENS DOS DESENHOS CRUZADOS
- É a eliminação do custo e da variabilidade inter-unidades ao calcular os efeitos do tratamento.
- A estimativa dos efeitos do tratamento no próprio doente significa que a variação entre doentes é eliminada da análise; por conseguinte, a dimensão da amostra pode ser substancialmente mais pequena.

## DESVANTAGENS DA CONCEPÇÃO CRUZADA
- A organização é complexa
- Aplicável a uma situação específica, como as doenças estáveis.
- Reporte ou interação entre períodos e tratamentos.
- Aumentar o stress do doente
- As desistências e os valores em falta podem ser mais problemáticos do que a análise de grupos paralelos.
- A conceção não pode ser utilizada para comparar tratamentos que se destinam a efetuar uma Cura.

## PLACEBO

O placebo é utilizado num estudo sistemático para determinar se o efeito farmacológico de um medicamento, como um comprimido, uma cápsula ou uma forma líquida de um medicamento, não contém a forma real do ingrediente do medicamento.

O efeito placebo é aplicável a determinadas doenças, incluindo a dor, a hipertensão e outras doenças cujos sintomas são subjectivos ou crónicos, mas há provas de que o efeito placebo também se aplica a medidas menos subjectivas, incluindo leituras da tensão arterial. O efeito placebo negativo (o chamado efeito "nocabo") também pode ocorrer, como quando as pessoas que tomam um medicamento placebo experimentam efeitos secundários comparáveis aos dos doentes a quem foi sugerido o medicamento real. No entanto, as expectativas positivas em relação ao placebo têm geralmente efeitos mais fortes do que as expectativas negativas em relação ao placebo.

Os efeitos produzidos pelo medicamento podem estar relacionados com processos psicológicos que são conhecidos como efeito placebo. Este desenvolve-se devido às expectativas dos doentes. Se um doente espera que um medicamento (como um comprimido ou uma pastilha) faça alguma coisa, é possível que a própria química do corpo possa causar efeitos semelhantes aos que a modificação poderia ter causado. Além disso, o efeito placebo é explicado pelas diferenças na conceção dos ensaios e na forma como os doentes foram informados dos seus tratamentos.

O controlo por placebo é uma forma de verificar uma terapia médica em que um grupo recebe o tratamento a ser avaliado, enquanto o tratamento que está a ser testado é administrado a outro grupo. Os placebos são frequentemente utilizados em ensaios clínicos como um controlo inativo para que os investigadores possam avaliar melhor o efeito real do tratamento medicamentoso em teste/investigação.

## TÉCNICAS DE CEGAMENTO

A cegueira é definida como "um procedimento em que uma ou mais partes do ensaio não têm conhecimento da atribuição do tratamento. Isto garante que o efeito do medicamento não será influenciado pelas suas caraterísticas definidas pelo doente. Assim, o risco de viés falso positivo (ou negativo) nos resultados dos inquéritos clínicos é minimizado. Alguns medicamentos têm efeitos secundários muito maus, como efeitos fisiológicos, psicológicos ou ambos. As reacções destes medicamentos são impossíveis de comparar ou verificar nos produtos placebo ou comparadores e não fazem parte do esforço de ocultação.

A ocultação representa um aspeto importante e distinto dos ensaios aleatorizados controlados. O termo cegueira refere-se a manter os participantes do ensaio, investigadores (normalmente prestadores de cuidados de saúde), ou avaliadores (aqueles que recolhem os dados dos resultados) sem conhecimento de uma intervenção atribuída, para que não sejam influenciados por esse conhecimento. A ocultação evita o enviesamento em várias fases de um ensaio, embora a sua relevância varie consoante as circunstâncias.

Efeitos potenciais da ocultação

Participantes

- Menor probabilidade de ter respostas psicológicas ou físicas tendenciosas à intervenção
- Maior probabilidade de cumprir os regimes do ensaio
- Menos propensos a procurar intervenções adjuvantes adicionais
- Menor probabilidade de abandonar o ensaio sem fornecer dados sobre os resultados, o que leva à perda de seguimento Ensaio
- Menos susceptíveis de transferir as suas inclinações ou atitudes para os participantes

Investigadores

- Menor probabilidade de administrar as co-intervenções de forma diferenciada
- Menor probabilidade de ajustar a dose de forma diferenciada
- Menor probabilidade de retirar participantes de forma diferenciada
- Menos suscetível de incentivar ou desencorajar os participantes a continuar o ensaio.

Avaliadores

- É menos provável que os preconceitos afectem as suas avaliações de resultados, especialmente no caso de resultados de interesse subjetivo.

Simplesmente cego

Normalmente significa que uma das três categorias de indivíduos (normalmente o participante e não o investigador) não tem conhecimento das atribuições da intervenção durante o ensaio. Um ensaio simples-cego pode também, de forma confusa, significar que tanto o participante como o investigador conhecem a intervenção, mas que o avaliador não tem conhecimento dela.

Duplamente cego

Em um estudo duplo-cego, os participantes, investigadores e avaliadores normalmente não têm conhecimento das atribuições da intervenção durante o estudo. Tendo em conta o facto de que três grupos são mantidos ignorantes, a terminologia duplo-cego é por vezes enganadora. No entanto, na investigação médica, um investigador frequentemente também avalia, por isso, neste caso, a terminologia refere-se corretamente a duas categorias.

Triplamente cego

Triplo-cego normalmente significa um ensaio duplo-cego que também mantém uma análise de dados cega. No entanto, alguns investigadores designam os ensaios como triplamente cegos se os investigadores e avaliadores forem pessoas distintas e ambos, bem como os participantes, não tiverem conhecimento das atribuições. Os investigadores raramente usam o termo quádruplo-cego, mas aqueles que o fazem usam o termo para denotar a ocultação dos participantes, investigadores, avaliadores e analistas de dados.

A ocultação impede o enviesamento?

Alguns investigadores, leitores e editores exageram a importância do cegamento na prevenção de vieses. De facto, alguns consideram que um ensaio aleatório é de alta qualidade se for duplamente cego. Embora o duplo cegamento sugira um desenho sólido, não é o principal indicador da qualidade geral do ensaio. Intuitivamente, o cegamento deve reduzir o viés, e as evidências disponíveis apoiam essa impressão. As investigações metodológicas tendem a mostrar que a dupla ocultação previne o viés, mas é menos importante, em média, na prevenção do viés do que a ocultação adequada da alocação.

A investigação médica envolve a investigação numa vasta gama de domínios, como a biologia, a química, a farmacologia e a toxicologia, com o objetivo de desenvolver novos medicamentos ou procedimentos médicos ou de melhorar a aplicação dos já existentes.

## HISTÓRIA DA INVESTIGAÇÃO MÉDICA

A investigação médica, enquanto disciplina científica organizada, surgiu apenas nas últimas décadas. No entanto, a prática desta arte remonta a quase 400 anos atrás, quando Hipócrates relacionou a doença humana com o ambiente no seu tratado "Ares, Águas e Lugares".

- James Lind e o escorbuto (1747)
- Edward Jenner vacina para prevenção da varíola (1796)
- John Snow e a cólera (1850)
- Estudo de Semmelweis sobre a higiene das mãos
- Goldberger relaciona a pelagra com a alimentação à base de milho (1915)
- Fletcher relaciona o beribéri com o arroz polido (1905)

Todos eles estavam a praticar a epidemiologia. As metodologias fortes foram desenvolvidas mais tarde, nas décadas de 1940 e 1950. Ensaios comunitários de fluoretação da água de abastecimento. Fumo de cigarros e cancro do pulmão por Doll e Hill. As razões actuam em sequência e tornam necessário um conhecimento prático da "investigação médica" para todos os médicos:

- Variabilidade, Generalizabilidade/ Perda de variabilidade externa, Precisão/ Erro de amostragem, Validade interna/ Enviesamento/ Erros de medição
- Associações indirectas/ Confundimento 6. Significância estatística / Significância clínica, Seleção do "Design" de investigação correto, Ler e fazer perguntas.

## HISTÓRIA DA ÉTICA MÉDICA

A ética ou filosofia moral é um ramo da filosofia que "envolve a sistematização, defesa e recomendação de conceitos de comportamento correto e errado". A ética pode ser definida como a realização da investigação de forma responsável, cumprindo os requisitos da legislação, políticas e procedimentos, códigos e diretrizes.

Historicamente, a ética médica ocidental pode ser atribuída a diretrizes sobre o dever dos médicos na Antiguidade, como o Juramento de Hipócrates, e aos primeiros ensinamentos rabínicos e cristãos. No período médico e no início do período moderno, o domínio é devedor aos médicos muçulmanos, como Ishaq bin Ali Rahawi (que escreveu Conduct of a Physician, o primeiro livro dedicado à ética médica) e Muhammad ibn Zakariya ar-Razi (conhecido como Rhazes no Ocidente). Estas tradições intelectuais continuam na ética médica católica, islâmica e judaica.

Nos séculos XVIII e XIX, a ética médica emergiu como um discurso mais consciente de si próprio. Por exemplo, autores como Thomas Percival escreveram sobre "jurisprudência médica" e terão cunhado a expressão "ética médica". As diretrizes de Percival relacionadas com as consultas médicas foram criticadas por serem excessivamente protectoras da reputação do médico de origem.

Em 1847, a Associação Médica Americana adoptou o seu primeiro código de ética, baseado em grande parte no trabalho de Percival. Embora o campo secularizado se tenha inspirado em grande medida na ética médica católica, no século XX uma abordagem protestante claramente liberal foi articulada por pensadores como Joseph Fletcher. Nas décadas de 1960 e 1970, com base na teoria liberal e na justiça processual, grande parte do discurso da ética médica sofreu uma mudança dramática e reconfigurou-se em grande medida em bioética.

Desde a década de 1970, a crescente influência da ética na medicina contemporânea pode ser observada na utilização cada vez maior de Comités de Revisão Institucional para avaliar experiências em seres humanos, na criação de comissões de ética hospitalares, na expansão do papel dos especialistas em ética clínica e na integração da ética em muitos currículos das escolas de medicina.

## VALORES NA ÉTICA MÉDICA

Seis dos valores que normalmente se aplicam às discussões sobre ética médica são
- Autonomia - O doente tem o direito de recusar ou escolher o seu tratamento.
- Beneficência - O médico deve atuar no melhor interesse do doente.
- Não maleficência - "Primeiro, não causar dano"
- Justiça (equidade e igualdade) - Diz respeito à distribuição de recursos de saúde escassos e à decisão de quem recebe que tratamento.
- Dignidade - O doente (e a pessoa que o trata) tem direito à dignidade.
- Verdade e honestidade - O conceito de consentimento informado tem vindo a ganhar importância desde os acontecimentos históricos do Julgamento dos Médicos nos julgamentos de Nuremberga e do Estudo da Sífilis de Tuskegee.

Valores como estes não dão respostas sobre como lidar com uma situação específica, mas fornecem um quadro útil para a compreensão dos conflitos. Quando os valores morais estão em conflito, o resultado pode ser um dilema ético ou uma crise. Por vezes, não existe uma boa solução para um dilema em ética médica e, ocasionalmente, os valores da comunidade médica (ou seja, o hospital e o seu pessoal) entram em conflito com os valores do doente individual, da família ou da comunidade não médica mais alargada.

Os conflitos podem também surgir entre os prestadores de cuidados de saúde ou entre os membros da família. Há quem defenda, por exemplo, que os princípios da autonomia e da beneficência entram em conflito quando os doentes recusam transfusões de sangue, considerando que estas salvam vidas; e dizer a verdade não era muito enfatizado antes da era do VIH.

## AUTONOMIA

O princípio da autonomia reconhece os direitos dos indivíduos à auto-determinação. Este princípio está enraizado no respeito da sociedade pela capacidade dos indivíduos de tomarem decisões informadas sobre assuntos pessoais. A autonomia tornou-se mais importante à medida que os valores sociais passaram a definir a qualidade médica em termos de resultados que são importantes para o doente e não para os profissionais de saúde.

- A autonomia é um indicador geral de saúde.
- Muitas doenças são caracterizadas pela perda de autonomia, em vários domínios.
- Isto faz da autonomia um indicador tanto do bem-estar pessoal como do bem-estar da profissão.

Autonomia Isto tem implicações para a consideração da ética médica: "o objetivo dos cuidados de saúde é fazer o bem e beneficiar com isso?"; ou "o objetivo dos cuidados de saúde é fazer o bem aos outros e fazer com que eles, e a sociedade, beneficiem com isso?"

A ética da autonomia - por definição - tenta encontrar um equilíbrio benéfico entre as actividades do indivíduo e o seu efeito no coletivo. Ao considerar a Autonomia como um parâmetro de avaliação dos cuidados de (auto) saúde, a perspetiva médica e ética beneficiam ambas da referência implícita à Saúde. A importância crescente da autonomia pode ser vista como uma reação social a uma tradição "paternalista" nos cuidados de saúde.

O paternalismo é o comportamento do Estado que limita a liberdade ou a autonomia de uma pessoa ou de um grupo para o que se presume ser o bem dessa pessoa ou desse grupo.

Autonomia vs. Paternalismo: A autonomia é difícil porque, à medida que se adoece, perde-se. Além disso, alguns não a têm devido a problemas cognitivos. Por isso, o paternalismo entra em cena.

| Autonomia | Paternalismo |
|---|---|
| Os agentes têm o direito de se autodeterminar. | Por vezes, é legítimo restringir a autonomia dos agentes, para seu próprio bem. |
| Os indivíduos têm o direito de conduzir a sua vida como entenderem. | O agente do paternalismo suave é incompetente de alguma forma relevante. |
| A autonomia é normalmente considerada como uma componente essencial de uma vida boa. | Um agente de paternalismo duro tem valores menos que ideais. |

Princípios:
- Direito à informação e à autodeterminação
- Consentimento livre e esclarecido

- Livre arbítrio e acordo - participação intencional no tratamento
- Respeito e dignidade mantidos

## BENEFICÊNCIA

O termo beneficência refere-se a acções que promovem o bem-estar dos outros. No contexto médico, isto significa tomar medidas que sirvam os melhores interesses dos doentes. No entanto, existe incerteza quanto à definição exacta das práticas que, de facto, ajudam os doentes.

James Childress e Tom Beauchamp, em Principle of Biomedical Ethics (1978), identificam a beneficência como um dos valores fundamentais da ética dos cuidados de saúde. Alguns académicos, como Edmund Pellegrino, defendem que a beneficência é o único princípio fundamental da ética médica. Defendem que a cura deve ser o único objetivo da medicina e que actividades como a cirurgia estética, a contraceção e a eutanásia estão fora do seu âmbito de aplicação.

Princípios:
- Fazer apenas o que beneficia os doentes
- O bem-estar do doente como primeira consideração

## NÃO MALEFICÊNCIA

O conceito de não maleficência é corporizado pela frase "primeiro, não fazer mal" ou, em latim, primum non nocere. Muitos consideram que essa deve ser a consideração principal ou primária (daí primum): que é mais importante não prejudicar o doente do que fazer-lhe bem. Isto deve-se, em parte, ao facto de os médicos entusiastas terem tendência para utilizar tratamentos que acreditam que farão bem, sem primeiro os terem avaliado adequadamente para garantir que não causam danos (ou apenas níveis aceitáveis de danos).

Não maleficência Muitos danos têm sido causados aos doentes em resultado disso. Não só é mais importante não fazer mal do que fazer bem, como também é importante saber qual a probabilidade de o seu tratamento prejudicar um doente. Por isso, um médico deve ir mais longe do que não prescrever medicamentos que sabe serem prejudiciais - não deve prescrever medicamentos (ou tratar o doente de outra forma) a menos que saiba que o tratamento não é suscetível de ser prejudicial; ou, no mínimo, que o doente compreende os riscos e os benefícios e que os benefícios prováveis superam os riscos prováveis.

Na prática, porém, muitos tratamentos implicam algum risco de dano. Nalgumas circunstâncias, por exemplo, em situações desesperadas em que o resultado sem tratamento será grave, os tratamentos arriscados que têm uma grande probabilidade de prejudicar o doente serão justificados, uma vez que o risco de não tratar também é muito provável que prejudique. Assim, o princípio da não maleficência não é absoluto e deve ser ponderado com o princípio da beneficência (fazer o bem).

Princípios:
- Primeiro, não causar danos

- Santidade da vida
- Risco calculado ou benefício do risco

**DUPLO EFEITO**

O duplo efeito refere-se a dois tipos de consequências que podem ser produzidas por uma única ação e, em ética médica, é geralmente considerado como o efeito combinado da beneficência e da não-maleficência.

Efeito Duplo Algumas intervenções efectuadas pelos médicos podem criar um resultado positivo e, ao mesmo tempo, causar danos previsíveis de forma não intencional. A combinação destas duas circunstâncias é conhecida como "duplo efeito".

Um exemplo comummente citado deste fenómeno é a utilização de morfina ou outro analgésico no doente moribundo. Esse uso de morfina pode ter o efeito benéfico de aliviar a dor e o sofrimento do doente, ao mesmo tempo que tem o efeito maléfico de encurtar a vida do doente através da supressão do sistema respiratório.

**CONFLITO ENTRE AUTONOMIA E BENEFICÊNCIA / NÃO MALEFICÊNCIA**

A autonomia pode entrar em conflito com a beneficência quando os doentes discordam das recomendações que os profissionais de saúde consideram ser do interesse do doente. Quando os interesses do doente entram em conflito com o seu bem-estar, as diferentes sociedades resolvem o conflito de várias formas.

De um modo geral, a medicina ocidental respeita a vontade de um doente mentalmente competente de tomar as suas próprias decisões, mesmo nos casos em que a equipa médica considera que o doente não está a agir no seu melhor interesse. No entanto, muitas outras sociedades dão prioridade à beneficência em relação à autonomia.

Os exemplos incluem os casos em que um doente não quer um tratamento devido, por exemplo, a pontos de vista religiosos ou culturais. No caso da eutanásia, o doente, ou os seus familiares, podem querer pôr termo à vida do doente. Além disso, o doente pode querer um tratamento desnecessário, como pode ser o caso da hipocondria ou da cirurgia estética; neste caso, o médico pode ter de equilibrar os desejos do doente relativamente a potenciais riscos medicamente desnecessários com a autonomia informada do doente relativamente a esta questão. Um médico pode preferir a autonomia porque a recusa em satisfazer a auto-determinação do doente prejudicaria a relação médico-doente.

A capacidade de decisão informada dos indivíduos pode ser posta em causa aquando da resolução de conflitos entre autonomia e beneficência. O papel dos decisores médicos substitutos é uma extensão do princípio da autonomia.

Por outro lado, a autonomia e a beneficência/não maleficência podem também sobrepor-se. Por exemplo, uma violação da autonomia dos doentes pode provocar uma diminuição da confiança da população nos serviços médicos e, consequentemente, uma menor vontade de procurar ajuda, o que, por sua vez, pode provocar a incapacidade de exercer a beneficência.

Os princípios da autonomia e da beneficência/não maleficência podem também ser alargados de modo a incluir os efeitos sobre os familiares dos doentes ou mesmo sobre os médicos, a população em geral e as questões económicas aquando da tomada de decisões médicas.

## EUTANÁSIA

Por eutanásia entende-se a prática consciente e intencional de um ato que se destina claramente a pôr termo à vida de outra pessoa e que inclui os seguintes elementos: o sujeito é uma pessoa competente e informada, com uma doença incurável, que pediu voluntariamente que lhe pusessem termo à vida; o agente tem conhecimento do estado da pessoa e do seu desejo de morrer e pratica o ato com a intenção primária de pôr termo à vida dessa pessoa; e o ato é praticado com compaixão e sem proveito pessoal.

Eutanásia Existe um desacordo entre os médicos americanos quanto ao facto de o princípio da não maleficência excluir a prática da eutanásia. Provavelmente, o exemplo mais extremo da história recente de violação do princípio da não maleficência foi o do Dr. Jack Kevorkian, que foi condenado por homicídio em segundo grau no Michigan, em 1998, depois de ter demonstrado a prática da eutanásia ativa no programa televisivo 60 Minutes.

Em alguns países, como os Países Baixos, a eutanásia é uma prática médica aceite. Os regulamentos legais atribuem-na à profissão médica. Nessas nações, o objetivo é aliviar o sofrimento dos doentes de doenças reconhecidamente incuráveis pelos métodos conhecidos nessa cultura. Neste sentido, o princípio "Primeiro não prejudicar" baseia-se na crença de que a incapacidade do médico especialista para oferecer ajuda cria um sofrimento reconhecidamente grande e contínuo no doente.

## CONSENTIMENTO INFORMADO

O consentimento informado em ética refere-se geralmente à ideia de que uma pessoa deve estar totalmente informada e compreender os potenciais benefícios e riscos da sua escolha de tratamento. Uma pessoa desinformada corre o risco de fazer, por engano, uma escolha que não reflecte os seus valores ou desejos. Não se refere especificamente ao processo de obtenção do consentimento, nem aos requisitos legais específicos, que variam consoante o local, para a capacidade de consentir. Os doentes podem optar por tomar as suas próprias decisões médicas ou podem delegar o poder de decisão noutra pessoa. Se o doente estiver incapacitado, as leis de todo o mundo designam diferentes processos para obter o consentimento informado, normalmente através da nomeação de uma pessoa pelo doente ou pelos seus familiares mais próximos para tomar decisões por ele. O valor do consentimento informado está intimamente relacionado com os valores da autonomia e da verdade.

O consentimento informado é um dos elementos mais importantes do sistema que garante a ética das experiências médicas e a proteção dos direitos dos participantes no estudo. O consentimento informado é um processo pelo qual um sujeito confirma voluntariamente a sua vontade de participar num ou noutro ensaio clínico, depois de ter sido informado de todos os aspectos do estudo. O consentimento esclarecido deve ser documentado através de um formulário de consentimento esclarecido (FCI) escrito, assinado e datado. Os potenciais participantes devem ser informados dos objectivos e métodos do estudo, do medicamento e do regime de tratamento, dos tratamentos alternativos disponíveis, dos riscos e benefícios potenciais e das possíveis complicações e desconfortos que podem advir da participação no estudo.

Com base na informação que recebeu e compreendeu, o potencial sujeito dá livremente o seu consentimento para participar num estudo. O consentimento esclarecido não deve ser obtido através de aliciamento ou coação. O sujeito deve estar ciente de que pode desistir do estudo em qualquer altura, sem que isso afecte de forma alguma os seus cuidados médicos futuros.

Princípios fundamentais do consentimento informado O sujeito deve ser informado do seguinte
- Os objectivos do julgamento;
- Os métodos do ensaio;
- O(s) medicamento(s) do estudo e os regimes de tratamento;
- Tratamento(s) alternativo(s) disponível(is);
- Os riscos e benefícios potenciais e os possíveis incómodos.

O sujeito deve compreender:
- O consentimento informado deve ser dado livremente;
- Esse consentimento não deve ser obtido por meio de indução ou coação;
- Que pode retirar-se do estudo em qualquer altura;
- Que a retirada do estudo não afectará os seus cuidados médicos futuros.

Consentimento informado do sujeito:
Antes do início do estudo, o(s) investigador(es) deve(m) obter a aprovação do Comité de Ética para o formulário de consentimento informado escrito e para todas as informações fornecidas aos participantes e/ou aos seus representantes legais ou tutores, bem como a uma testemunha imparcial.

A informação deve ser dada aos Sujeitos e/ou aos seus representantes legais ou tutores numa língua e a um nível de complexidade compreensíveis para o(s) Sujeito(s), tanto por escrito como oralmente, sempre que possível.

Deve ser dada aos sujeitos, aos seus representantes legais ou aos tutores uma ampla oportunidade e tempo para se informarem sobre os pormenores do estudo e todas as perguntas devem ser respondidas de forma satisfatória.

Antes da participação do sujeito no estudo, o formulário de consentimento informado escrito deve ser assinado e datado pessoalmente por
1. O Sujeito ou (ii) se o Sujeito for incapaz de dar um Consentimento Informado, por exemplo, se for uma criança, estiver inconsciente ou sofrer de uma doença

ou deficiência mental grave, pelo representante legal ou tutor do Sujeito ou (iii) se o Sujeito e o seu representante legal ou tutor não souberem ler/escrever,
2. Uma testemunha imparcial que deve estar presente durante toda a discussão do consentimento informado.
3. O Investigador

Informações essenciais para a investigação prospetiva sobre os sujeitos:

Antes de solicitar o consentimento de um indivíduo para participar na investigação, o investigador deve fornecer-lhe as seguintes informações na língua que ele possa compreender, as quais devem não só ser cientificamente exactas mas também sensíveis ao seu contexto social e cultural:

- Objectivos e métodos da investigação;
- A duração prevista da participação do sujeito;
- Os benefícios que podem ser razoavelmente esperados como resultado da investigação para o sujeito ou para terceiros;
- Quaisquer procedimentos alternativos ou cursos de tratamento que possam ser tão vantajosos para o sujeito como o procedimento
- Qualquer risco ou desconforto previsível para o sujeito resultante da participação no estudo;
- Direito de impedir a utilização da sua amostra biológica (ADN, linha celular, etc.) em qualquer altura durante a realização da investigação;
- A medida em que a confidencialidade dos registos poderá ser capaz de salvaguardar a confidencialidade e as consequências previstas da violação da confidencialidade;
- Tratamento gratuito de lesões relacionadas com a investigação pelo investigador/instituição;
- Indemnização dos sujeitos por incapacidade ou morte resultante de tais lesões;
- Liberdade do indivíduo/família de participar e de se retirar da investigação em qualquer altura sem penalização ou perda de benefícios a que o sujeito teria direito;
- Identidade das equipas de investigação e das pessoas de contacto com endereço e números de telefone;
- Extensão previsível das informações sobre as possíveis utilizações actuais e futuras do material biológico e dos dados resultantes da investigação e se o material é suscetível de ser utilizado para fins secundários ou de ser partilhado com outros;
- Risco de descoberta de informações biologicamente sensíveis;
- Publicação, se for caso disso, incluindo fotografias e diagramas genealógicos.

A qualidade do consentimento de certos grupos sociais exige uma análise cuidadosa, uma vez que o seu acordo em serem voluntários pode ser indevidamente influenciado pelo Investigador.

Consentimento informado num estudo não terapêutico:

No caso de um estudo não terapêutico, o consentimento deve ser sempre dado pelo sujeito. Os estudos não terapêuticos podem ser efectuados em indivíduos com o consentimento de um representante legal ou tutor, desde que estejam preenchidas todas as condições seguintes:

1. O objetivo do estudo não pode ser atingido através de um ensaio em indivíduos que possam dar pessoalmente o seu consentimento esclarecido

2. Os riscos previsíveis para o(s) sujeito(s) são reduzidos

3. É expressamente solicitada a aprovação escrita do Comité de Ética para a inclusão desse(s) sujeito(s)


## CONFIDENCIALIDADE

A confidencialidade é normalmente aplicada às conversas entre médicos e doentes. Este conceito é comummente conhecido como privilégio médico-paciente. As protecções legais impedem os médicos de revelar as suas conversas com os doentes, mesmo sob juramento em tribunal. A confidencialidade é exigida na América pelas leis HIPAA, especificamente a Regra de Privacidade, e várias leis estatais, algumas mais rigorosas do que a HIPAA. Confidencialidade No entanto, ao longo dos anos, foram criadas várias excepções às regras. Por exemplo, muitos estados exigem que os médicos comuniquem ferimentos de bala à polícia e condutores com deficiência ao Departamento de Veículos Motorizados.

A confidencialidade é também posta em causa em casos que envolvem o diagnóstico de uma doença sexualmente transmissível numa doente que se recusa a revelar o diagnóstico ao seu cônjuge, e na interrupção de uma gravidez numa doente menor de idade, sem o conhecimento dos pais da doente. Tradicionalmente, a ética médica tem encarado o dever de confidencialidade como um princípio relativamente inegociável da prática médica.

- Obrigações do médico de manter as informações em estrita confidencialidade.
- Baseado na lealdade e na confiança
- Manter a confidencialidade de todas as informações pessoais, médicas e de tratamento.
- Excepções no caso de a não divulgação dos dados às agências adequadas poder resultar em maiores danos para a sociedade.
- Informações que devem ser reveladas com o consentimento e para benefício do paciente.
- Exceto quando ética e legalmente exigido.
- A divulgação não deve exceder o que é exigido.

## CRÍTICA DA ORTODOXIA

Tem-se argumentado que a ética médica dominante está enviesada pelo pressuposto de um quadro em que os indivíduos não são livres de celebrar contratos entre si para fornecer qualquer tratamento médico que seja exigido, sujeito à capacidade de pagamento. Uma vez que o Estado-providência assegura normalmente uma grande parte dos cuidados médicos e que existem restrições legais quanto aos tratamentos que podem ser prestados e por quem, pode existir uma divergência automática entre os desejos dos doentes e as preferências dos médicos e de outras partes. Alguns questionaram a ideia de que a beneficência pode, nalguns casos, ter prioridade sobre a autonomia. As violações da autonomia reflectem mais frequentemente os interesses do Estado ou do grupo fornecedor do que os do doente.

## IMPORTÂNCIA DA COMUNICAÇÃO

Muitos dos chamados "conflitos éticos" em ética médica podem ser atribuídos a uma falta de comunicação. As falhas de comunicação entre os doentes e a sua equipa de cuidados de saúde, entre os membros da família ou entre os membros da comunidade médica podem conduzir a desacordos e sentimentos fortes.

Estas falhas devem ser corrigidas, e muitos problemas "éticos" aparentemente insuperáveis podem ser resolvidos com linhas de comunicação abertas.

## CONTROLO E RESOLUÇÃO

Para garantir que os valores éticos adequados estão a ser aplicados nos hospitais, uma acreditação hospitalar eficaz exige que as considerações éticas sejam tidas em conta, por exemplo, no que diz respeito à integridade dos médicos, aos conflitos de interesses, à ética da investigação e à ética da transplantação de órgãos.

## ESTRATÉGIA DE RESOLUÇÃO

- Apresenta os principais elementos da abordagem proposta em matéria de resolução de litígios.
- Âmbito de aplicação, condições de entrada em vigor da resolução
- Ativação do plano de resolução operacional
- Modalidades de financiamento
- Opções fundamentais para a resolução da empresa em situação de insolvência ¢ Protege as funções críticas, os fundos públicos e a estabilidade sistémica
- Atinge os objectivos de resolução relevantes.

## ORIENTAÇÕES

Existem várias diretrizes éticas.  Por exemplo, a Declaração de Helsínquia é considerada uma autoridade em matéria de ética na investigação em seres humanos.

No Reino Unido, o General Medical Council fornece orientações gerais claras e modernas sob a forma da sua declaração de "Boas Práticas Médicas".

Outras organizações, como a Sociedade de Proteção Médica e vários departamentos universitários, são frequentemente consultadas pelos médicos britânicos sobre questões relacionadas com a ética.

## COMITÉ DE ÉTICA

Um comité de ética é um grupo de pessoas responsáveis por garantir que a experimentação médica e a investigação em seres humanos são realizadas de forma ética e em conformidade com a lei. Os membros de um comité de ética representam normalmente os principais serviços clínicos e outras partes interessadas na prestação de cuidados de saúde. Por conseguinte, não é raro que os membros do comité incluam clínicos (médicos e enfermeiros) de medicina, cirurgia e psiquiatria, assistentes sociais, capelães e representantes da comunidade.

### Conselho de revisão institucional = Comités de ética

Muitas vezes, a simples comunicação não é suficiente para resolver um conflito e é necessário reunir um comité de ética hospitalar para decidir uma questão complexa.

Estes organismos são compostos principalmente por profissionais de saúde, mas podem também incluir filósofos, leigos e clérigos - de facto, em muitas partes do mundo a sua presença é considerada obrigatória para garantir o equilíbrio. Comités de Ética As recomendações dos EUA sugerem que os Conselhos de Investigação e Ética (REB) devem ter cinco ou mais membros, incluindo pelo menos um cientista, um não cientista e uma pessoa não afiliada à instituição.

O REB deve incluir pessoas conhecedoras da lei e das normas de prática e conduta profissional. São defendidos membros especiais para questões relacionadas com deficiências ou incapacidades, se tal for exigido pelo protocolo em análise.

Estrutura da CEI
Composição:
- Composição multidisciplinar e multissectorial
- Número de pessoas 8-12

Membros específicos do IECS:
- O presidente deve, de preferência, ser externo à instituição para manter a independência do Comité.
- O membro secretário, da mesma instituição, deve dirigir os trabalhos do Comité

Membros da CEI
- Presidente
- 1-2 cientistas médicos de base
- 1-2 clínicos de vários institutos
- Um jurista ou juiz reformado
- Um cientista social/representante de uma agência de voluntariado de ONG
- Um filósofo/ético/teólogo

- Um leigo
- Membro Secretário

As CE devem estabelecer procedimentos operacionais normalizados que indiquem
- As funções e os deveres da CE,
- Requisitos para ser membro,
- As condições de nomeação,
- As condições de nomeação,
- Os escritórios,
- Procedimentos internos, e
- Requisitos de quórum

Funções da CEI
- Proceder a uma análise competente de todos os aspectos éticos do projeto
- Efetuar a revisão sem preconceitos nem influências
- Prestar aconselhamento aos investigadores sobre todos os aspectos do bem-estar e da segurança dos participantes na investigação
- Proteger a dignidade, os direitos e o bem-estar dos potenciais participantes na investigação.
- Assegurar valores éticos universais e normas científicas internacionais em termos de valores e costumes da comunidade local.
- Contribuir para o desenvolvimento e a formação de uma comunidade de investigação que responda às necessidades locais em matéria de cuidados de saúde.

O comité de ética tem alguns pontos importantes como:
- O Comité de Investigação Médica e Ética (MREC) orienta a sua reflexão, aconselhamento e decisão pelos princípios éticos expressos na Declaração de Helsínquia (2013).
- O MREC procura ser devidamente informado pelos investigadores e pelas populações-alvo sobre o impacto da investigação que aprovou.
- A pedido dos diretores dos institutos, os comités de análise ética avaliarão as propostas de investigação tendo em conta as perspectivas éticas e científicas e fornecerão uma avaliação escrita sobre a conformidade da proposta com estas orientações e outras metodologias de investigação.
- Os comités de análise ética devem ser organizados de forma a garantir análises justas e imparciais, tendo em conta e representando os pontos de vista interdisciplinares e pluralistas dos membros dos comités de várias origens .
- Os membros dos comités de análise ética não podem divulgar informações confidenciais obtidas no âmbito do processo de análise sem motivo adequado, nem durante o seu mandato nem durante a sua permanência no cargo.

PREOCUPAÇÕES CULTURAIS

Uma preocupação cultural é uma regra ou expetativa em qualquer cultura que impede alguém, de fora dessa cultura, de ser incluído ou participar de forma igual. A cultura pode ser definida como a língua,o comportamento, os costumes, os valores e as crenças de uma determinada cultura, raça ou país. Duas das barreiras culturais mais comuns são a língua e a religião.

As diferenças culturais podem criar problemas difíceis de ética médica. Por exemplo, algumas culturas têm teorias espirituosas ou mágicas sobre as origens das doenças e pode ser difícil conciliar estas crenças com os princípios da medicina ocidental.

- Regra ou expetativa em qualquer cultura que impede alguém, de fora dessa cultura, de ser incluído ou participar de forma igual.
- A língua, o comportamento, os costumes, os valores e as crenças de uma determinada cultura, raça ou país.
- Língua e religião

Como remover

- Fazer o trabalho de aprendizagem do comportamento/cultura do doente.
- Reconhecer a diferença entre a necessidade do doente e a preferência médica.
- Aprender sobre diferentes culturas.

DIZER A VERDADE

Evitar a mentira, o engano, a deturpação e a não revelação nas interações com os doentes ou relevantes para os cuidados de saúde. Ser honesto com os doentes sobre o seu diagnóstico é uma novidade relativamente recente na ética dos cuidados de saúde. Até há pouco tempo, os médicos evitavam muitas vezes dizer aos doentes a extensão total de um diagnóstico grave, sobretudo quando as opções de tratamento eram limitadas. Além disso, nalgumas culturas, é habitual esconder um diagnóstico grave do doente por receio de que este perca a esperança ou fique desmoralizado com a verdade.

Algumas culturas não dão grande ênfase à informação do diagnóstico ao doente, especialmente quando o diagnóstico é de cancro. Até à década de 1970, a cultura americana não dava grande ênfase à informação sobre a verdade num caso de cancro. Na medicina americana, o princípio do consentimento informado tem precedência sobre os valores éticos e, normalmente, pergunta-se aos doentes, pelo menos, se querem saber o diagnóstico.

Porque é que é importante?

- Ser honesto com os doentes sobre os seus diagnósticos.
- Não tem dúvidas sobre os erros médicos.
- Médico de família e membros observadores
- Obrigação de comunicar erros
- É ético reter informações.
- Defender a autonomia dos doentes.

- O doente e o médico planeiam a logística do parto
- possíveis más notícias, paciente mentalmente instável
- O doente possui um apoio psiquiátrico adequado.

## PRÁTICAS COMERCIAIS EM LINHA

Investigação que utiliza a Internet para recolher informações através de uma ferramenta em linha e estudos sobre o modo como as pessoas utilizam a Internet, por exemplo, através da recolha de dados e/ou do exame de quaisquer ambientes em linha; e/ou utilizações de conjuntos de dados, bases de dados ou repositórios em linha.

- Ser amigo do telemóvel é fundamental
- Ligar diretamente um doente ao prestador de cuidados de saúde
- Os Millennials fazem tudo o que é preciso para marcar consultas em linha.
- Centro médico em linha
- Coleção de prestadores de cuidados de saúde de uma comunidade agrupados num sítio Web.
- Cirurgia plástica, equipamento médico, medicina dentária, médicos de família e prestadores de cuidados ao domicílio.

## CONFLITOS DE INTERESSES

Os médicos não devem permitir que um conflito de interesses influencie a sua decisão médica. Nalguns casos, os conflitos são difíceis de evitar, e os médicos têm a responsabilidade de evitar entrar nessas situações. Infelizmente, a investigação demonstrou que os conflitos de interesses são muito comuns tanto entre os médicos académicos como entre os médicos em exercício.

## REFERÊNCIA

Por exemplo, foi demonstrado que os médicos que recebem rendimentos provenientes da indicação de doentes para exames médicos encaminham mais doentes para exames médicos. Esta prática é proibida pelo Manual de Ética do American College of Physicians. A divisão de honorários e o pagamento de comissões para atrair a referenciação de doentes é considerada pouco ética e inaceitável na maior parte do mundo.

## RELAÇÃO COM OS FORNECEDORES

Estudos demonstram que os médicos podem ser influenciados por incentivos das empresas farmacêuticas, incluindo presentes e alimentos. Os programas de Educação Médica Contínua (EMC) patrocinados pela indústria influenciam os padrões de prescrição. Muitos doentes inquiridos num estudo concordaram que os presentes oferecidos pelos médicos pelas empresas farmacêuticas influenciam as práticas de prescrição.

## TRATAMENTO DOS MEMBROS DA FAMÍLIA

A terapia familiar é o ramo da psiquiatria que vê os sintomas psiquiátricos de um indivíduo como inseparavelmente relacionados com a família em que ele vive. Assim, o foco do tratamento não é o indivíduo, mas a família. A terapia familiar é um desenvolvimento relativamente recente que surgiu em meados do século XX como um complemento ao tratamento individual e refere-se ao tratamento da família como um todo.

Os terapeutas familiares recorrem a uma grande variedade de filosofias teóricas e técnicas para alterar os padrões disfuncionais de comportamento e interação. Embora diferentes terapeutas possam aderir a diferentes teorias e utilizar uma grande variedade de métodos, os objectivos da terapia familiar são basicamente os mesmos.

Objectivos:
- Reduzir o comportamento disfuncional dos membros individuais da família.
- Resolver ou reduzir os conflitos nas relações intrafamiliares.
- Melhorar as capacidades de comunicação familiar.
- Aumentar a consciência e a sensibilidade em relação aos outros membros da família para responder às suas necessidades.
- Reforçar a capacidade da família para enfrentar os principais factores de stress da vida e os acontecimentos traumáticos.
- Melhorar a integração do sistema familiar no sistema social.

Indicações e contra-indicações da terapia familiar:
Indicações:
- Problemas de relacionamento no seio da família (falta de comunicação ou fosso entre gerações)
- Interdependência dos sintomas (por exemplo, a depressão da mulher depende do consumo de álcool do marido e vice-versa)
- Fracasso da terapia individual (pode ser porque as tensões familiares não foram tratadas)
- Desenvolvimento de stress noutros membros da família quando um membro da família melhora (por exemplo, desenvolvimento de depressão na mulher após o marido ter deixado de beber, levando à sua melhor participação nos assuntos familiares)

Contra-indicações:
Factores familiares
- Família em vias de se separar
- Famílias em que o equilíbrio tenso e disfuncional está presente.
- Famílias que se mantêm separadas
- Não disponibilidade do membro-chave da família
- Falta de vontade de aceitar a terapia.

RELAÇÕES SEXUAIS

As relações sexuais entre médicos e doentes podem criar conflitos éticos, uma vez que o consentimento sexual pode entrar em conflito com a responsabilidadefiduciária do médico. Os médicos que estabelecem relações sexuais com os doentes enfrentam a ameaça de cancelamento do registo e de processo judicial. No início dos anos 90, estimava-se que 2 ~ 9 % dos médicos tinham violado esta regra.

FATALIDADE
(FUTILIDADE)

O conceito de futilidade médica tem sido um tema importante nos debates sobre ética médica. O que deve ser feito se não houver qualquer hipótese de um doente sobreviver mas os familiares insistirem em cuidados avançados? Anteriormente, alguns artigos definiam a futilidade como o facto de o doente ter menos de um por cento de hipóteses de sobreviver. Alguns destes casos acabam por ir parar aos tribunais.

As diretivas avançadas incluem testamentos em vida e procurações duradouras para cuidados de saúde. (Ver também Não reanimar e reanimação cardiopulmonar) Em muitos casos, os "desejos expressos" do doente estão documentados nestas diretivas, o que proporciona um enquadramento para orientar os familiares e os profissionais de saúde no processo de tomada de decisões quando o doente está incapacitado.

"A decisão de substituição é o conceito de que um membro da família pode dar o consentimento para um tratamento se o doente não puder (ou não quiser) dar o seu próprio consentimento. A pergunta-chave para o substituto na tomada de decisões não é "O que é que gostaria de fazer?", mas sim "O que é que acha que o doente quereria nesta situação?".

Os tribunais têm apoiado as definições arbitrárias de futilidade da família para incluir a simples sobrevivência biológica, como no caso do bebé K. (em que os tribunais ordenaram que uma criança nascida apenas com o tronco cerebral em vez do cérebro completo fosse mantida no ventilador com base na crença religiosa de que toda a vida deve ser preservada). (em que os tribunais ordenaram que uma criança nascida apenas com um tronco cerebral em vez de um cérebro completo fosse mantida num ventilador com base na crença religiosa de que toda a vida deve ser preservada).

As Baby Doe Laws estabelecem a proteção estatal do direito à vida de uma criança deficiente, garantindo que este direito é protegido mesmo contra a vontade dos pais ou tutores nos casos em que estes pretendem recusar o tratamento. Os críticos afirmam que é assim que o Estado, e talvez a Igreja, através dos seus adeptos no executivo e no judiciário, interfere para promover a sua própria agenda à custa dos doentes.

## INTRODUÇÃO

Trata-se do Committee for the Purpose of Control and Supervision of Experiments on Animals (Comité para efeitos de controlo e supervisão das experiências com animais). A Lei de Prevenção da Crueldade contra os Animais de 1960, alterada em 1982, tem por objetivo evitar a dor ou o sofrimento desnecessários dos animais. O Governo Central constituiu um Comité de Controlo e Supervisão das Experiências com Animais (CCSEA) que garante que os animais não são sujeitos a dor ou sofrimento desnecessários antes, durante ou após a realização de experiências com eles. Para o efeito, o Governo elaborou as "Regras de Criação e Experimentação Animal (Controlo e Supervisão), 1998", com as alterações introduzidas em 2001 e 2006, para regulamentar a experimentação em animais.

Função:
- Registo dos estabelecimentos de experimentação animal ou de criação de animais para esse efeito.
- Seleção e nomeação dos nomeados para os Comités Institucionais de Ética Animal dos estabelecimentos registados.
- Aprovação das instalações dos biotérios com base nos relatórios de inspeção realizados pela CPCSEA.
- Autorização para a realização de experiências que envolvam a utilização de animais.
- Recomendação para a importação de animais para utilização em experiências.
- Medidas contra os estabelecimentos em caso de violação de qualquer norma/estipulação legal.

## OBJECTIVOS
- O objetivo das presentes orientações é promover os cuidados humanos a prestar aos animais utilizados na investigação e em ensaios biomédicos e comportamentais, com o objetivo básico de fornecer especificações que melhorem o bem-estar dos animais e a qualidade na prossecução do avanço dos conhecimentos biológicos relevantes para os seres humanos e os animais.
- Para evitar dores desnecessárias antes, durante e depois da experiência.
- Fornecer orientações para -
  - Alojamento, cuidados, criação e manutenção
  - Origem dos animais de laboratório
  - Procedimentos experimentais aceitáveis para a anestesia e a eutanásia.

**Manutenção de animais de laboratório Manutenção de acordo com as diretrizes do CCSEA:**

A CCSEA definiu diretrizes para as instalações de animais de laboratório. O objetivo destas diretrizes é promover o tratamento humano dos animais utilizados na investigação e nos ensaios biomédicos e comportamentais, com o objetivo básico de fornecer especificações que melhorem a qualidade do bem-estar dos animais na procura do avanço dos conhecimentos biológicos relevantes para os seres humanos e os animais. O CCSEA fornece as diretrizes abaixo mencionadas, que devem ser seguidas por todas as instituições de investigação do país.

1. Os cuidados veterinários adequados devem ser prestados por um veterinário ou por uma pessoa com formação ou experiência em ciências e medicina de animais de laboratório. As instituições deveriam empregar pessoas com formação em ciências de animais de laboratório ou prever uma formação formal e uma formação no local de trabalho para o tratamento dos animais. É essencial que o pessoal que cuida dos animais mantenha um elevado nível de limpeza pessoal.
2. Todos os animais devem ser adquiridos legalmente, de acordo com as diretrizes do CCSEA. O transporte de animais de um local para outro é muito importante e deve ser efectuado com cuidado. As principais considerações a ter em conta no transporte de animais são o modo de transporte, os contentores e a densidade dos animais nas gaiolas, a alimentação e a água durante o transporte, a proteção contra infecções, lesões e stress durante o transporte. A quarentena consiste na separação dos animais recém-recebidos dos que já se encontram na instalação. Uma quarentena eficaz minimiza a possibilidade de introdução de agentes patogénicos numa colónia já estabelecida.
3. Todos os animais deveriam ser observados para detetar sinais de doença, ferimentos ou comportamentos anormais, e o seu estado sanitário e nutricional deveria ser corretamente mantido.
4. Os animais deveriam ser alimentados diariamente com alimentos palatáveis, não contaminados e nutricionalmente adequados, exceto se o protocolo experimental exigir o contrário. Os animais comuns deveriam ter acesso contínuo a água potável fresca, potável e não contaminada, de acordo com as suas necessidades específicas.
5. Os animais de laboratório são muito sensíveis às suas condições de vida. É importante que sejam alojados num edifício isolado, localizado o mais longe possível de habitações humanas e não expostos a poeiras, fumo, ruído, roedores selvagens, insectos e aves. A localização, o edifício, a gaiola, o material e o ambiente dos biotérios são os principais factores que afectam a qualidade dos animais.
6. O alojamento, os cuidados, a criação e a manutenção dos animais de laboratório são necessários para os manter em condições de conforto físico, de boa saúde e com um comportamento normal. As camas deveriam ser removidas e substituídas por materiais frescos sempre que necessário para manter os animais limpos e secos.

7. O saneamento é essencial numa instalação para animais. Os compartimentos dos animais, os corredores, os espaços de armazenamento e outras áreas deveriam ser limpos com detergentes e desinfectantes adequados, sempre que necessário.

8. O instituto deve manter PONs que descrevam os procedimentos/métodos adaptados no que respeita à criação de animais, à manutenção, à criação de animais e aos registos microbianos dos diferentes animais, de acordo com as instruções do CCSEA.

9. Durante o estudo, são aplicadas técnicas experimentais e procedimentos aceitáveis de anestesia e eutanásia.

10. Os animais transgénicos são utilizados para estudar as funções biológicas de genes específicos, para desenvolver modelos animais para doenças humanas ou animais, para produzir produtos terapêuticos, as práticas de saneamento e de gestão de rotina para esses animais são semelhantes às dos outros animais da espécie, como indicado nas orientações. No entanto, há que ter um cuidado especial com os animais transgénicos/extirpadores de genes, pois estes podem tornar-se susceptíveis a doenças.

11. Todos os cientistas que trabalham com animais de laboratório devem ter uma profunda consideração ética pelos animais com que estão a lidar. Do ponto de vista ético, é importante que essas considerações sejam tidas em conta a nível individual, institucional e, finalmente, nacional.

## CUIDADOS VETERINÁRIOS

- Devem ser prestados cuidados veterinários adequados, que são da responsabilidade de um veterinário ou de uma pessoa com formação ou experiência em ciências e medicina de animais de laboratório.

- A observação diária dos animais pode ser realizada por outra pessoa que não um veterinário; no entanto, deveria ser adoptada uma comunicação direta e frequente de modo a que sejam transmitidas ao veterinário responsável informações atempadas e precisas sobre problemas de saúde, comportamento e bem-estar dos animais.

- O veterinário pode também contribuir para o estabelecimento de políticas e procedimentos adequados para os aspectos auxiliares dos cuidados veterinários, tais como a revisão de protocolos e propostas, a criação e o bem-estar dos animais; o controlo da contenção dos riscos para a saúde no trabalho e a supervisão da nutrição e do saneamento dos animais.

- Doença contagiosa - isolada de animais saudáveis.

## QUARENTENA, ESTABILIZAÇÃO E SEPARAÇÃO

- Quarentena é a separação dos animais recém-recebidos dos que já se encontram na instalação até que a saúde e, possivelmente, o estado microbiano dos animais recém-recebidos tenham sido determinados.

- Uma quarentena eficaz minimiza a possibilidade de introdução de agentes patogénicos numa colónia estabelecida.
- A duração mínima da quarentena para pequenos animais de laboratório é de uma semana e para animais maiores é de 6 semanas (gato, cão, macaco, etc.)
- Deveriam ser utilizados procedimentos de quarentena eficazes para os primatas não humanos, a fim de ajudar a limitar a exposição dos seres humanos a infecções zoonóticas.
- Independentemente da duração da quarentena, deveria ser concedido aos animais recém-recebidos um período de estabilização fisiológica, psicológica e nutricional antes da sua utilização. A duração do período de estabilização dependerá do tipo e duração do transporte dos animais, das espécies envolvidas e da utilização prevista dos animais.
- Recomenda-se a separação física dos animais por espécie a fim de evitar a transmissão de doenças entre espécies e de eliminar a ansiedade e possíveis alterações fisiológicas e comportamentais devidas a conflitos entre espécies.
- Essa separação é geralmente efectuada através do alojamento de espécies diferentes em compartimentos separados; no entanto, os cubículos, as unidades de fluxo laminar, as gaiolas com ar filtrado ou ventilação separada e os isoladores são alternativas adequadas.
- Em alguns casos, será aceitável alojar espécies diferentes no mesmo compartimento, por exemplo, se duas espécies tiverem um estatuto patogénico semelhante e forem comportamentalmente compatíveis.

## VIGILÂNCIA, DIAGNÓSTICO, TRATAMENTO E CONTROLO DAS DOENÇAS

- Todos os animais deveriam ser observados pelo pessoal do biotério quanto a sinais de doença, lesões ou comportamento anormal. Regra geral, essa observação deveria ser diária, mas poderá justificar-se uma observação mais frequente, por exemplo, durante a recuperação pós-operatória ou quando os animais estão doentes ou têm um défice físico. (Dados hematológicos e bioquímicos)
- As mortes inesperadas e os sinais de doença, angústia ou outros desvios do estado de saúde normal dos animais deveriam ser imediatamente comunicados, a fim de assegurar a prestação adequada e atempada de cuidados médicos veterinários.
- Os animais que apresentam sinais de uma doença contagiosa deveriam ser isolados dos animais saudáveis da colónia.
- Se se souber ou acreditar que todo um grupo de animais está exposto a um agente infecioso (por exemplo, Mycobacterium tuberculosis em primatas não humanos), o grupo deveria ser mantido intacto e isolado durante o processo de diagnóstico, tratamento e controlo. Pode ser disponibilizado um laboratório de diagnóstico clínico.

## HIGIENE PESSOAL

- É essencial que o pessoal que cuida dos animais mantenha um elevado nível de limpeza pessoal. Deveriam ser previstas instalações e material para cumprir esta obrigação, por exemplo, duches, mudança de uniformes, calçado, etc.
- O vestuário adequado para utilização nas instalações para animais deveria ser fornecido e lavado pela instituição. Um serviço de lavagem comercial é aceitável em muitas situações; contudo, deveriam ser utilizadas instalações institucionais para descontaminar o vestuário exposto a agentes microbianos potencialmente perigosos ou a substâncias tóxicas.
- Nalgumas circunstâncias, é aceitável a utilização de equipamento descartável, como luvas, máscaras, toucas, casacos, fatos-macaco e protecções para sapatos.
- O pessoal deveria mudar de roupa tantas vezes quantas as necessárias para manter a higiene pessoal. O vestuário exterior usado nas instalações para animais não deve ser usado fora das instalações para animais.
- Deveriam estar disponíveis instalações de lavagem e de duche adequadas ao programa. Não deveria ser permitido ao pessoal comer, beber, fumar ou aplicar cosméticos nos compartimentos destinados aos animais. Deveria ser disponibilizada uma área ou sala separada para estes fins.

## ANESTESIA

Deve igualmente assegurar-se que a anestesia é administrada durante toda a duração da experiência e que em nenhuma fase o animal está consciente de sentir dor durante a experiência. Se, em qualquer fase da experiência, o investigador sentir que tem de abandonar a experiência ou que infligiu lesões irreparáveis, o animal deve ser sacrificado. Os agentes bloqueadores neuromusculares não devem ser utilizados sem anestesia geral adequada.

A menos que seja contrário à obtenção dos resultados do estudo, devem ser utilizados sedativos, analgésicos e anestésicos para controlar a dor ou a angústia durante a experiência. Os agentes anestésicos afectam geralmente os mecanismos cardiovascular, respiratório e termorregulador, para além do sistema nervoso central.

Antes da utilização dos anestésicos propriamente ditos, os animais são preparados para a anestesia através de jejum noturno e da utilização de pré-anestésicos, que bloqueiam a estimulação parassimpática do sistema cardiopulmonar e reduzem a secreção salivar. A atropina é o agente anticolinérgico mais comummente utilizado. Pode ser utilizada anestesia local ou geral, consoante o tipo de intervenção cirúrgica.

Os anestésicos locais são utilizados para bloquear o fornecimento de nervos a uma área limitada e são utilizados apenas para procedimentos menores e rápidos. Devem ser efectuados sob a supervisão de um especialista para infiltração regional do local da cirurgia, bloqueios de nervos e para anestesia epidural e raquidiana.

São utilizados vários agentes anestésicos gerais sob a forma de inalantes. Os anestésicos gerais são também utilizados sob a forma de injecções intravenosas ou intramusculares, como os barbitúricos. As caraterísticas e variações das espécies devem ser tidas em conta aquando da utilização de um anestésico. Os efeitos secundários, como salivação excessiva, convulsões, excitação e desorientação, devem ser adequadamente prevenidos e controlados. O animal deve permanecer sob cuidados veterinários até recuperar completamente da anestesia e do stress pós-operatório.

**Diferentes tipos de anestésicos utilizados nos estudos**

| INALAÇÃO | INJECÇÃO | LOCAL |
|---|---|---|
| Dificuldade de utilização, requer aparelhos especiais | Profundidade da anestesia que não pode ser facilmente alterada | Necessita de uma pessoa experiente para ser utilizado (identificar o local e a hora de utilização) |
| Termorregulação necessária, o gás frio pode reduzir a temperatura | Utilização segura e eficaz | Início dentro de 15 minutos após a aplicação e pode durar de 45 minutos a várias horas |
| De curta duração | Elevado metabolismo de primeira passagem | Não é necessário qualquer acordo especial |
| Dose de manutenção necessária | Normalmente, os animais submetidos a anestesia injetável não são intubados | Nenhum efeito sobre as propriedades fisiológicas do animal |
| São necessárias disposições especiais, tais como sistema de gotejamento, sistema de extração de gás, etc. | | Não há metabolismo de primeira passagem |
| Exemplo: Éter, Halotano, Clorofórmio, Óxido nitroso, Isoflurano, etc | | |
| Ultrapassar o metabolismo de primeira passagem | | |

**EUTANÁSIA**

Em caso de decisão de sacrificar um animal no final de uma experiência ou de outra forma, deveria ser adotado um método aprovado de eutanásia e o investigador deveria garantir que o animal está clinicamente morto antes de ser enviado para eliminação. Os dados sobre os animais de grande porte que foram submetidos a eutanásia deveriam ser conservados. Recorre-se à eutanásia quando é necessário sacrificar um animal no final de uma experiência ou por outras razões éticas. O procedimento deveria ser efectuado de forma rápida e indolor, num ambiente sem medo ou ansiedade. Para aceitar um método de eutanásia como humano, este deveria ter uma ação depressiva inicial no sistema nervoso central para uma insensibilidade imediata à dor. A escolha de um método dependerá da natureza do estudo e da espécie do animal a abater.

Métodos:

1. Métodos físicos - Eletrocussão, exsanguinação, decapitação, luxação cervical.
2. Administração de medicamentos - Vários produtos químicos, devido a uma dose excessiva ou ao seu efeito tóxico, podem causar a morte, mas muito poucos são recomendados para a eutanásia. Os métodos químicos podem ser inalantes ou não inalantes.
   a. Métodos inalantes: Os anestésicos inalantes (óxido nitroso, éter, halotano, enflurano, sevoflurano, metoxiflurano, isoflurano e desflurano), monóxido de carbono, dióxido de carbono ou dióxido de carbono (manter 20-70% do volume da câmara por minuto) com clorofórmio são amplamente utilizados e preferidos para a eutanásia de animais.
   b. Métodos não inalantes: Os anestésicos intravenosos (overdose de barbitúricos, cloridrato de cloral, cetamina), cloreto de potássio, sulfato de magnésio, bloqueadores neuromusculares (curare, succinilcolina, etc.) são também utilizados para a eutanásia dos animais.

O método deve, em todos os casos, satisfazer os seguintes requisitos:

- Morte, sem causar ansiedade, dor ou angústia, com o mínimo de tempo de espera.
- Perturbações fisiológicas e psíquicas mínimas.
- Compatibilidade com o objetivo do estudo e mínimo efeito emocional sobre o operador.
- A localização deveria ser separada das salas de animais e estar livre de contaminantes ambientais.

## INSTALAÇÕES LABORATORIAIS

A boa criação de animais e o conforto e proteção da saúde humana exigem a separação das instalações para animais das áreas destinadas ao pessoal, como escritórios, salas de conferência e a maioria dos laboratórios. Os animais de laboratório são muito sensíveis às suas condições de vida. É importante que sejam alojados num edifício isolado, localizado o mais longe possível de habitações humanas e não expostos a poeiras, fumo, ruído, roedores selvagens, insectos e aves. O edifício, as gaiolas e o ambiente dos biotérios são os principais factores que afectam a qualidade dos animais.

Esta separação pode ser conseguida colocando os alojamentos dos animais num edifício, ala, piso ou sala separados. Um planeamento cuidadoso deveria permitir colocar as áreas de alojamento dos animais adjacentes ou próximas dos laboratórios, mas separadas destes por barreiras como fechaduras de entrada, corredores ou pisos. Ao planear uma instalação para animais, o espaço deveria ser bem dividido para várias actividades. Os compartimentos para animais deveriam ocupar cerca de 50-60% da área total construída e a área restante deveria ser utilizada para serviços como lojas, lavandaria, escritórios e pessoal, salas de máquinas, quarentena e corredores.

O ambiente do biotério (macroambiente) e da gaiola (microambiente) são factores dos quais depende a produção e a eficiência experimental do animal. Dado que os animais são muito sensíveis a alterações ambientais, deveriam ser evitadas flutuações bruscas de temperatura, humidade, luz, som e ventilação.

DOMÍNIOS FUNCIONAIS

A dimensão e a natureza de uma instalação determinarão se as áreas para serviços separados
As funções são possíveis ou necessárias. É necessária uma área animal suficiente para:

- Assegurar a separação das espécies ou o isolamento de projectos individuais, quando necessário;
- Receber, colocar em quarentena e isolar animais; e
- Prever o alojamento dos animais.

Em instalações de pequena dimensão, com poucos animais ou com animais em condições especiais, algumas das áreas funcionais enumeradas infra poderiam ser desnecessárias ou incluídas numa área polivalente.

- Laboratórios especializados ou
- Áreas individuais contíguas ou próximas de áreas de alojamento de animais para actividades como cirurgia, cuidados intensivos, necropsia, radiografia, preparação de dietas especiais, manipulação experimental, tratamento e procedimentos laboratoriais de diagnóstico - instalações de contenção.
- Equipamento, se forem utilizados agentes biológicos, físicos ou químicos perigosos
- Áreas de receção e armazenamento de alimentos, roupa de cama
- Produtos farmacêuticos e biológicos e fornecimentos
- Espaço para administração, supervisão e direção da instalação
- Chuveiros, lavatórios, cacifos e casas de banho para o pessoal
- Uma área para lavagem e esterilização de equipamento e material,
- Um autoclave para o equipamento
- Alimentos e roupa de cama; e zonas separadas
- Para guardar equipamento sujo e limpo
- Uma área para reparação de gaiolas e equipamento
- Uma área para armazenar os resíduos antes da incineração ou remoção

## INSTALAÇÕES FÍSICAS

**Materiais de construção** - deveriam ser selecionados para facilitar o funcionamento eficiente e higiénico das instalações para animais. Os materiais duráveis, à prova de humidade, resistentes ao fogo e sem costuras são os mais desejáveis para as superfícies interiores, incluindo a resistência a parasitas e pragas.

**O(s) corredor(es)** deve(m) ser suficientemente largo(s) para facilitar a circulação do pessoal e do equipamento e deve(m) ser mantido(s) limpo(s).

**Os serviços públicos** - como as linhas de água, os tubos de drenagem e as ligações eléctricas deveriam, de preferência, ser acessíveis através de painéis de serviço ou poços em corredores fora dos compartimentos para animais.

**Portas dos compartimentos para animais** - As portas deveriam ser resistentes à ferrugem, aos parasitas e ao pó. Deveriam encaixar corretamente nos seus caixilhos e dispor de uma janela de observação. Poderão também ser previstos fechos para as portas. Podem ser colocadas barreiras contra roedores nas portas das instalações para pequenos animais.

**Janelas exteriores** - As janelas não são recomendadas para instalações de pequenos animais. Contudo, quando as falhas de energia são frequentes e não está disponível energia de reserva, podem ser necessárias para proporcionar uma fonte alternativa de luz e ventilação. Nos quartos dos primatas, podem ser previstas janelas.

**Pavimentos** - Os pavimentos devem ser lisos, à prova de humidade, não absorventes, antiderrapantes, resistentes ao desgaste, aos ácidos, aos solventes e aos efeitos adversos dos detergentes e desinfectantes. Devem ser capazes de suportar prateleiras, equipamento e objectos armazenados sem ficarem arrancados, rachados ou esburacados, com um número mínimo de juntas.

Drenos - Os drenos do pavimento não são essenciais em todos os compartimentos utilizados exclusivamente para alojar roedores. A manutenção do pavimento nesses locais pode ser feita de forma satisfatória através da aspiração húmida ou da utilização de esfregonas com desinfectantes ou compostos de limpeza adequados. Para evitar humidade elevada, a drenagem deve ser adequada para permitir a rápida remoção da água e a secagem das superfícies.

**Paredes e tectos** - As paredes devem estar isentas de fissuras, de penetrações de serviços públicos não seladas ou de junções imperfeitas com portas, tectos, pavimentos e cantos.

**Áreas de armazenamento** - Deveriam ser concebidas áreas de armazenamento separadas para alimentos para animais, camas, gaiolas e materiais que não estejam a ser utilizados. A armazenagem refrigerada, separada de outras câmaras frigoríficas, é essencial para a armazenagem de animais mortos e de resíduos de tecidos animais.

**Instalações para higienização de equipamentos e suprimentos** - Uma área para higienização de gaiolas e equipamentos auxiliares é essencial, com abastecimento de água adequado

**Área experimental** - Todos os procedimentos experimentais em pequenos animais deveriam ser efectuados numa área separada do local onde os animais estão alojados.

## INSTALAÇÕES AMBIENTAIS

**Controlo da temperatura e da humidade** - O ar condicionado é um meio eficaz de regular estes parâmetros ambientais para os animais de laboratório. O controlo da temperatura e da humidade evita variações devidas a alterações das condições climáticas ou a diferenças no número e tipo de ocupantes do compartimento. dentro da gama de temperaturas de aproximadamente 18 a 29°C normalmente recomendada para animais de laboratório comuns. A humidade relativa deveria ser controlável entre 30% e 70% ao longo de todo o ano.

**Ventilação** - Na renovação de instalações existentes ou na construção de novas instalações para animais, deveria ser tida em consideração a ventilação dos animais. Os sistemas de aquecimento, ventilação e ar condicionado deveriam ser concebidos de modo a poderem continuar a funcionar com um sistema de reserva. A instalação para animais e as áreas de ocupação humana deveriam ser ventiladas separadamente.

**Energia e iluminação** - O sistema elétrico deve ser seguro e proporcionar uma iluminação adequada e um número suficiente de tomadas eléctricas. Sugeriu-se a instalação de um sistema de iluminação que proporcione uma iluminação adequada quando as pessoas estão a trabalhar nos compartimentos dos animais e uma intensidade de luz reduzida para os animais. Deveria ser utilizado um sistema de iluminação com controlo horário para garantir um ciclo de iluminação diurna regular sempre que necessário. Deveria estar disponível energia de emergência em caso de falha de eletricidade.

**Controlo do ruído** - A instalação deveria ser dotada de um ambiente sem ruído. O controlo do ruído é uma consideração importante na conceção de uma instalação para animais. As paredes de betão são mais eficazes do que as paredes de metal ou de gesso na contenção do ruído, dado que a sua densidade reduz a transmissão do som.

## CRIAÇÃO DE ANIMAIS
### SISTEMA DE GAIOLAS OU DE ALOJAMENTO

O sistema de gaiolas ou de alojamento é um dos elementos mais importantes do ambiente físico e social dos animais de investigação. Deveria ser cuidadosamente concebido a fim de facilitar o bem-estar dos animais, satisfazer os requisitos da investigação e minimizar as variáveis experimentais. O sistema de alojamento deveria

- Proporcionar um espaço adequado, que permita a liberdade de movimentos e os ajustamentos posturais normais, e dispor de um local de repouso adequado à espécie;
- Proporcionar um ambiente confortável
- Fornecer um compartimento à prova de fuga que confine o animal em segurança
- Proporcionar um acesso fácil à comida e à água;
- Proporcionar uma ventilação adequada
- Satisfazer as necessidades biológicas dos animais, por exemplo, a manutenção da temperatura corporal, a micção, a defecação e a reprodução;

- Manter os animais secos e limpos, de acordo com as necessidades da espécie
- Facilitar a investigação, mantendo a boa saúde dos animais.
- Para simplificar a manutenção e a higienização, as gaiolas devem ter superfícies lisas e impermeáveis que não atraiam nem retenham sujidade e um número mínimo de saliências e ângulos.

## HABITAÇÃO PROTEGIDA OU AO AR LIVRE

Quando os animais são mantidos em recintos exteriores, currais ou outros compartimentos de grandes dimensões, deve haver proteção contra temperaturas extremas ou outras condições climáticas adversas e deveria ser previsto um mecanismo adequado de proteção e de fuga para animais submissos, como no caso dos macacos, através de uma parte interior de um recinto.

Os abrigos deveriam ser acessíveis a todos os animais, ter ventilação suficiente e ser concebidos de modo a evitar a acumulação de resíduos e humidade excessiva. As casotas, tocas, caixas, prateleiras, poleiros e outro mobiliário deveriam ser construídos de uma forma e feitos de materiais que permitam a sua limpeza ou substituição, de acordo com as práticas de criação geralmente aceites, quando o mobiliário estiver sujo ou gasto.

As superfícies ao nível do solo das instalações de alojamento exteriores podem ser cobertas com material de cama absorvente, areia, gravilha, erva ou material semelhante que possa ser removido ou substituído quando necessário para garantir um saneamento adequado. Deveria ser evitada a acumulação de dejectos animais e a estagnação de água, por exemplo, utilizando superfícies com contornos ou drenadas. Outras superfícies deveriam ser capazes de resistir aos elementos e ser de fácil manutenção.

## AMBIENTE SOCIAL

O ambiente social inclui todas as interações entre indivíduos de um grupo ou entre indivíduos capazes de comunicar. Os efeitos do ambiente social nos animais em gaiolas variam consoante a espécie e a experiência dos animais. Ao selecionar um ambiente social adequado, deveria ter-se em atenção se os animais são naturalmente territoriais ou comunitários e se serão alojados individualmente ou em grupos.

Quando adequado, deveria ser considerado o alojamento em grupo para animaiscomunitários. Ao agrupar os animais, é importante ter em conta a densidade populacional e a capacidade de dispersão, a familiaridade inicial entre os animais, bem como a idade, o sexo e a posição social. A densidade populacional pode afetar a reprodução, o metabolismo, as respostas imunitárias e o comportamento.

A composição do grupo deveria ser mantida tão estável quanto possível, especialmente no caso dos canídeos, primatas não humanos e outros mamíferos altamente sociais, uma vez que a mistura de grupos ou a introdução de novos membros pode alterar as funções comportamentais e fisiológicas.

## MANUTENÇÃO DE REGISTOS

O Biotério deverá manter os seguintes registos:

- Plantas da casa dos animais, que incluem a planta típica, todos os equipamentos, etc.
- Registo do pessoal do Biotério - técnico e não técnico
- Registo sanitário do pessoal/animais
- Todos os PONs relevantes para os animais
- Registos de criação, de existências, de compras e de vendas
- Actas das reuniões do Comité de Ética para os Animais do instituto
- Registos das experiências efectuadas com o número de animais utilizados (cópia do formulário D)
- Registo de óbito
- Registo clínico dos animais doentes
- Registo de formação do pessoal envolvido em actividades com animais
- Relatório de análise da água

## PROCEDIMENTO OPERACIONAL NORMALIZADO

O Instituto deve manter PON que descrevam os procedimentos/métodos adaptados em matéria de criação de animais, manutenção, reprodução, análise microbiana do biotério e registos de experimentação. Um PON deve conter os seguintes elementos:

- Nome do autor
- Título do PON
- Data de preparação
- Referência do PON anterior sobre o mesmo assunto e data (número de emissão e data)
- Localização e distribuição dos Sops com o sinal de cada beneficiário
- Objectivos
- Informações pormenorizadas sobre os instrumentos utilizados em relação aos animais com metodologia (número do modelo, número de série, data de entrada em funcionamento, etc.)
- O nome do fabricante dos reagentes e a metodologia da análise relativa aos animais
- Valor normal de todos os parâmetros
- Identificação dos perigos e avaliação dos riscos.

## PESSOAL E FORMAÇÃO

A seleção do pessoal do estabelecimento para animais, em especial o pessoal que trabalha nas salas de animais ou envolvido no transporte, é uma componente crítica da gestão de um estabelecimento para animais.

O pessoal deve dispor de todo o vestuário de proteção necessário (máscaras, aventais, luvas, botas de borracha, outro tipo de calçado, etc.) enquanto trabalha nas instalações dos animais. Devem ser disponibilizadas instalações para mudança de roupa com cacifos, lavatórios, sanitários e casas de banho para manter a higiene pessoal. É igualmente importante que os trabalhadores sejam sujeitos a um controlo médico regular, a fim de garantir que não contraíram qualquer infeção zoonótica e que não estão a atuar como fonte de transmissão de infecções aos animais. O responsável pelo biotério deveria assegurar que as pessoas que nele trabalham não comam, bebam ou fumem no biotério e que tenham todas as vacinas necessárias, nomeadamente contra o tétano e outras doenças zoonóticas. A formação interna inicial do pessoal a todos os níveis é essencial. Devem ser dedicadas algumas semanas à formação do pessoal recém-recrutado, ensinando-lhe as técnicas de manuseamento dos animais, a limpeza das gaiolas e a importância da higiene, desinfeção e esterilização. Deveria também familiarizar-se com as actividades dos animais normais, saudáveis e doentes, de modo a poderem detetar o animal doente durante a sua rotina diária de controlo das gaiolas.

**TRANSPORTE DE ANIMAIS DE LABORATÓRIO**

O transporte de animais de um local para outro é muito importante e deve ser efectuado com cuidado. As principais considerações para o transporte de animais são:

- O modo de transporte,
- Os contentores,
- A densidade dos animais em gaiolas,
- Alimentos e água durante o transporte,
- Proteção contra infecções de trânsito,
- Lesões e stress.

O modo de transporte dos animais depende da distância, das condições sazonais e climáticas e das espécies de animais. Os animais podem ser transportados por via rodoviária, ferroviária ou aérea, tendo em consideração os factores supramencionados. Em qualquer caso, o stress do transporte deveria ser evitado e os contentores deveriam ter uma dimensão adequada, de modo a permitir que os animais se movimentem livremente e com conforto, protegendo-os de possíveis lesões.

Os alimentos e a água deveriam ser fornecidos em contentores adequados ou sob forma adequada, de modo a garantir que os animais recebam alimentos adequados e, mais especificamente, água durante o transporte. Os contentores de transporte (gaiolas ou grades) deveriam ter uma dimensão adequada e apenas deveria ser acomodado um número admissível de animais em cada contentor, a fim de evitar a sobrelotação e as lutas internas.

## HISTÓRIA

- Adoptada em junho de 1964.
- Foi objeto de 6 revisões e 2 clarificações.
- Primeiro esforço significativo da comunidade médica para regulamentar a investigação.
- Antes do Código de Nuremberga, só alguns países tinham políticas nacionais (por exemplo, a Alemanha).
- Constitui a base da maioria dos documentos subsequentes.

## ÂMBITO DE APLICAÇÃO

- Desenvolveu 10 princípios enunciados pela primeira vez no código de Nuremberga.
- Ligado à Declaração de Genebra (1948).
- Declaração dos deveres éticos dos médicos.
- O DoH abordou especificamente a investigação clínica.
- Flexibilização da necessidade de CI que o código de Nuremberga considerava absolutamente essencial.

Desenvolvimento da Declaração de Helsínquia.
- Primeira revisão 1975.
- Segunda revisão 1983.
- Terceira revisão 1989.
- Quarta revisão 1996.
- Quinta revisão 2000.
- Esclarecimentos sobre os artigos 29° e 30° de 2002 e 2004.
- Sexta revisão 2008.

Primeira revisão 1975
- 11 anos após a primeira adoção da DoH. A introdução do conceito de supervisão por um comité independente levou ao desenvolvimento do Institutional Review Board (IRB) ou do Research Ethics Committee ou Ethical Review Board (REC/ERC).
- Questões relacionadas com a CI desenvolvidas de forma mais prescritiva. Ideias de publicação. Comparação do tratamento experimental com o melhor tratamento disponível.

Segunda e terceira revisões 1983 e 1989

- Revisões relativamente pequenas. Maior desenvolvimento Comités independentes.
- A OMS publicou, em 1982, as Diretrizes Éticas Internacionais para a Investigação Biomédica Envolvendo Seres Humanos 9

Quarta revisão 1996
- O Estudo 076 do Grupo de Ensaios Clínicos da SIDA (ACTG) sobre a Zidovudina na transmissão materno-infantil do VIH foi publicado em 1994. Tratava-se de um ensaio controlado por placebo que demonstrou uma redução de quase 70% do risco de transmissão, e a Zidovudina tornou-se de facto um padrão de tratamento.
- Estudos subsequentes sobre o VIH - os doentes dos EUA tiveram acesso ilimitado ao AZT, ao passo que os dos países em desenvolvimento não tiveram, tendo sido aleatorizados para braços controlados por placebo.

Consequência da quarta revisão
- A FDA ignorou esta revisão - continuou a referir-se à versão de 1989. A UE citou a quarta revisão na Diretiva relativa aos ensaios clínicos de 2001. Adoptada na legislação nacional do Reino Unido em 2004

Quinta revisão 2000
- Revisão exaustiva da estrutura do documento. Amplos debates, simpósios e conferências.
- Não há referência a investigação em que não haja benefícios potenciais para os participantes.
- Artigo 29° - Estudos controlados por placebo. Artigo 30° - Cuidados posteriores aos participantes nos ensaios. Levou a pontos de clarificação de 2002 e 2004.

Sexta revisão
- O sexto ciclo de revisão teve início em maio de 2007. Este ciclo consistiu num convite à apresentação de propostas, concluído em agosto de 2007.
- O caderno de encargos incluía apenas uma revisão limitada em relação a 2000.
- Em novembro de 2007, foi publicado um projeto de revisão para consulta até fevereiro de 2008, que conduziu a um seminário em Helsínquia, em março.
- Seguiu-se uma revisão geral. Revisões relativamente pequenas.

**INTRODUÇÃO**
- A Associação Médica Mundial elaborou a Declaração de Helsínquia como uma declaração de princípios éticos para orientar os médicos e outros participantes na investigação médica que envolve seres humanos.
- É dever do médico promover e salvaguardar a saúde das pessoas. O conhecimento e a consciência do médico são dedicados ao cumprimento deste dever.

- A Declaração de Genebra da Associação Médica Mundial vincula o médico com as palavras: "A saúde do meu paciente será a minha primeira consideração", e o Código Internacional de Ética Médica declara que "Um médico deve atuar apenas no interesse do paciente quando presta cuidados médicos que possam ter o efeito de enfraquecer a condição física e mental do paciente".
- O progresso da medicina baseia-se na investigação que, em última análise, tem de assentar em parte na experimentação com seres humanos.
- Na investigação médica em seres humanos, as considerações relacionadas com o bem-estar do sujeito humano devem ter precedência sobre os interesses da ciência e da sociedade.
- O principal objetivo da investigação médica envolvendo seres humanos é melhorar os procedimentos profiláticos, de diagnóstico e terapêuticos e a compreensão da etiologia e patogénese das doenças.
- Na prática médica atual e na investigação médica, a maior parte dos procedimentos profilácticos, de diagnóstico e terapêuticos envolvem riscos e encargos.
- A investigação médica está sujeita a normas éticas que promovem o respeito por todos os seres humanos e protegem a sua saúde e os seus direitos. Algumas populações abrangidas pela investigação são vulneráveis e necessitam de proteção especial. As necessidades específicas das pessoas económica e medicamente desfavorecidas devem ser reconhecidas. É também necessária uma atenção especial para as pessoas que não podem dar ou recusar o consentimento por si próprias.
- Os investigadores devem estar cientes dos requisitos éticos, legais e regulamentares para a investigação em seres humanos nos seus próprios países, bem como dos requisitos internacionais aplicáveis. Nenhum requisito ético, legal ou regulamentar nacional deve ser autorizado a reduzir ou eliminar qualquer uma das protecções para os sujeitos humanos estabelecidas nesta Declaração

## O QUE É A DECLARAÇÃO DE HELSÍNQUIA?
- Conjunto de princípios éticos.
- Desenvolvido pela associação médica mundial para a experimentação humana da comunidade médica.
- Cumpriu o código de Nuremberga (1947).
- Considerado como um documento fundamental da ética na investigação em seres humanos.
- Incluído nos protocolos de ensaios clínicos.
- Em 1961, a opinião pública de todo o mundo ficou chocada com o escândalo da talidomida. 2.000 crianças morreram e 10.000 crianças ficaram gravemente incapacitadas.

- As autoridades governamentais foram então obrigadas a tomar medidas e a adotar disposições regulamentares para supervisionar a experimentação de novos medicamentos.
- Em 1964, a Associação Médica Mundial (AMM) elaborou e continua a rever e a adaptar a Declaração de Helsínquia como guia para a realização de investigação em seres humanos.

## PRINCÍPIOS BÁSICOS

- Respeitar os princípios científicos aceites.
- Conceção formulada no protocolo experimental, revista pelo CEI.
- Realizado por pessoas qualificadas e formadas.
- Importância proporcional ao risco inerente.
- Avaliação dos riscos vs. benefícios.
- Salvaguardar a integridade do sujeito (privacidade).
- Abster-se, exceto se os riscos forem previsíveis.
- Preservar a exatidão aquando da publicação.  Informar adequadamente ou ter o direito de se retirar.
- Obter um verdadeiro consentimento informado por escrito.
- Dependência de tutores legais.
- Declarar o cumprimento da declaração.

## PRINCÍPIOS ÉTICOS DA INVESTIGAÇÃO

Hipócrates foi o primeiro médico a definir os princípios éticos da investigação em seres humanos. Estes princípios ainda são válidos atualmente:

- Autonomia - Respeitar a autonomia do participante ou do seu representante;
- Beneficência - Atuar sempre no melhor interesse do participante;
- Não maleficência - Causar o menor dano possível ao participante;
- Justiça - Atuar de forma justa para com todos.

## PRINCÍPIOS BÁSICOS PARA TODA A INVESTIGAÇÃO MÉDICA

- É dever do médico na investigação médica proteger a vida, a saúde, a privacidade e a dignidade do ser humano.
- A investigação médica que envolva seres humanos deve estar em conformidade com os princípios científicos geralmente aceites, basear-se num conhecimento aprofundado da literatura científica e de outras fontes de informação relevantes, bem como em experiências laboratoriais adequadas e, se for caso disso, em experiências com animais.
- Deve ser exercida uma cautela adequada na realização de investigação que possa afetar o ambiente e deve ser respeitado o bem-estar dos animais utilizados na investigação.

- A conceção e a execução de cada procedimento experimental que envolva seres humanos devem ser claramente formuladas num protocolo experimental. Este protocolo deve ser submetido para apreciação, comentário, orientação e, se for caso disso, aprovação a um comité de análise ética especialmente nomeado, que deve ser independente do investigador, do patrocinador ou de qualquer outro tipo de influência indevida. Este comité independente deve estar em conformidade com as leis e regulamentos do país em que a experiência de investigação é realizada. O comité tem o direito de monitorizar os ensaios em curso. O investigador tem a obrigação de fornecer informações de monitorização ao comité, especialmente sobre quaisquer acontecimentos adversos graves. O investigador deve também submeter ao comité, para análise, informação relativa a financiamento, patrocinadores, afiliações institucionais, outros potenciais conflitos de interesse e incentivos para os sujeitos.

- O protocolo de investigação deve conter sempre uma declaração das considerações éticas envolvidas e deve indicar a conformidade com os princípios enunciados na presente Declaração.

- A investigação médica envolvendo seres humanos só deve ser efectuada por pessoas cientificamente qualificadas e sob a supervisão de um médico clinicamente competente. A responsabilidade pela pessoa em causa deve caber sempre a uma pessoa com qualificações médicas, mesmo que esta tenha dado o seu consentimento.

- Todos os projectos de investigação médica que envolvam seres humanos devem ser precedidos de uma avaliação cuidadosa dos riscos e encargos previsíveis em comparação com os benefícios previsíveis para o sujeito ou para terceiros. A conceção de todos os estudos deve ser acessível ao público.

- Os médicos devem abster-se de participar em projectos de investigação que envolvam seres humanos, a menos que estejam confiantes de que os riscos envolvidos foram adequadamente avaliados e podem ser geridos de forma satisfatória.

- A investigação médica que envolve seres humanos só deve ser realizada se a importância do objetivo se sobrepuser aos riscos e encargos inerentes para o sujeito. Isto é especialmente importante quando os sujeitos humanos são voluntários saudáveis.

- A investigação médica só se justifica se houver uma probabilidade razoável de as populações em que a investigação é efectuada poderem beneficiar dos resultados da investigação.

- Os sujeitos devem ser voluntários e participantes informados no projeto de investigação.

- O direito dos sujeitos da investigação a salvaguardar a sua integridade deve ser sempre respeitado. Devem ser tomadas todas as precauções para respeitar a privacidade do sujeito, a confidencialidade das informações do paciente e para minimizar o impacto do estudo na integridade física e mental do sujeito e na sua personalidade.

- Em qualquer investigação sobre seres humanos, cada potencial sujeito deve ser adequadamente informado dos objectivos, métodos, fontes de financiamento, eventuais conflitos de interesses, filiações institucionais do investigador, benefícios previstos e riscos potenciais do estudo e do desconforto que este pode implicar. O sujeito deve ser informado do direito de se abster de participar no estudo ou de retirar o seu consentimento em qualquer altura, sem represálias. Depois de se certificar de que o sujeito compreendeu a informação, o médico deve então obter o consentimento livre e esclarecido do sujeito, de preferência por escrito. Se o consentimento não puder ser obtido por escrito, o consentimento não escrito deve ser formalmente documentado e testemunhado.
- Ao obter o consentimento informado para o projeto de investigação, o médico deve ser particularmente cauteloso se o sujeito estiver numa relação de dependência com o médico ou se puder consentir sob coação. Nesse caso, o consentimento informado deve ser obtido por um médico bem informado que não esteja envolvido na investigação e que seja completamente independente dessa relação.
- Para um sujeito de investigação que seja legalmente incompetente, física ou mentalmente incapaz de dar o seu consentimento ou que seja um menor legalmente incompetente, o investigador deve obter o consentimento informado do representante legalmente autorizado, de acordo com a legislação aplicável. Estes grupos não devem ser incluídos na investigação, exceto se a investigação for necessária para promover a saúde da população representada e se esta investigação não puder ser realizada em pessoas legalmente competentes.
- Quando um sujeito considerado legalmente incompetente, como uma criança menor, é capaz de dar o seu consentimento a decisões sobre a participação na investigação, o investigador deve obter esse consentimento para além do consentimento do representante legalmente autorizado.
- A investigação em indivíduos dos quais não é possível obter o consentimento, incluindo o consentimento por procuração ou antecipado, só deve ser efectuada se a condição física/mental que impede a obtenção do consentimento esclarecido for uma caraterística necessária da população da investigação. As razões específicas para envolver sujeitos de investigação com uma condição que os impossibilite de dar o consentimento informado devem ser indicadas no protocolo experimental para consideração e aprovação do comité de análise. O protocolo deve indicar que o consentimento para permanecer na investigação deve ser obtido o mais rapidamente possível do indivíduo ou de um substituto legalmente autorizado.
- Tanto os autores como os editores têm obrigações éticas. Na publicação dos resultados da investigação, os investigadores são obrigados a preservar a exatidão dos resultados. Tanto os resultados negativos como os positivos devem ser publicados ou disponibilizados ao público. As fontes de financiamento, as

filiações institucionais e quaisquer possíveis conflitos de interesses devem ser declarados na publicação. Os relatórios de experiências que não estejam em conformidade com os princípios estabelecidos na presente declaração não devem ser aceites para publicação.

**PRINCÍPIOS ADICIONAIS PARA A INVESTIGAÇÃO MÉDICA COMBINADA COM CUIDADOS MÉDICOS**

- O médico pode combinar investigação médica com cuidados médicos, apenas na medida em que a investigação se justifique pelo seu potencial valor profilático, diagnóstico ou terapêutico. Quando a investigação médica é combinada com cuidados médicos, aplicam-se normas adicionais para proteger os doentes que são sujeitos de investigação.
- Os benefícios, os riscos, os encargos e a eficácia de um novo método devem ser testados em comparação com os melhores métodos profilácticos, de diagnóstico e terapêuticos actuais. Isto não exclui a utilização de placebo, ou de nenhum tratamento, em estudos em que não exista nenhum método profilático, de diagnóstico ou terapêutico comprovado.
- No final do estudo, deve ser assegurado a todos os doentes nele incluídos o acesso aos melhores métodos profilácticos, de diagnóstico e terapêuticos comprovados identificados pelo estudo.
- O médico deve informar plenamente o doente sobre os aspectos dos seus cuidados que estão relacionados com a investigação. A recusa de um doente em participar num estudo nunca deve interferir com a relação médico-doente.
- No tratamento de um doente, quando não existam ou tenham sido ineficazes métodos profilácticos, de diagnóstico e terapêuticos comprovados, o médico, com o consentimento informado do doente, deve ter a liberdade de utilizar medidas profilácticas, de diagnóstico e terapêuticas novas ou não comprovadas, se, na sua opinião, estas oferecerem a esperança de salvar a vida, restabelecer a saúde ou aliviar o sofrimento. Sempre que possível, estas medidas devem ser objeto de investigação, a fim de avaliar a sua segurança e eficácia. Em todos os casos, as novas informações devem ser registadas e, se for caso disso, publicadas. Devem ser seguidas as outras diretrizes relevantes da presente Declaração.

# CAPÍTULO V
# BIOSTATÍSTICA

A estatística é a metodologia para recolher, analisar, interpretar e tirar conclusões da informação. A estatística é a ciência e a arte de lidar com números e factos. A bioestatística é o ramo da estatística aplicado às ciências biológicas ou médicas. A bioestatística é o método utilizado para lidar com a estatística no domínio das ciências da saúde, como a biologia, a medicina, a enfermagem, a saúde pública, etc. A bioestatística é também designada por "biometria". Bios - Vida, Metron - Medida, portanto, é a medição da vida.

- Estatísticas descritivas
    - Descrever quantitativamente ou resumir caraterísticas de uma coleção de informações.
    - Tabulação e representação gráfica.
    - Por exemplo, as pessoas de uma cidade que utilizam a Internet ou a televisão.

- Estatística inferencial
    - Utilizado para interpretar o significado das estatísticas descritivas.
    - É um método que permite utilizar a informação recolhida numa amostra para tomar decisões, fazer previsões ou inferências sobre uma população.
    - Estimativa e teste de hipóteses

PAPEL
- Identificar e desenvolver tratamentos para doenças e estimar os seus efeitos.
- Identificar factores de risco de doenças.
- Conceber, monitorizar, analisar, interpretar e comunicar os resultados de estudos clínicos.
- Desenvolver metodologias estatísticas para responder a questões suscitadas pelos dados relativos aos meios de comunicação social e à saúde pública.
- Localizar, definir e medir a extensão da doença

## ÂMBITO DA BIOESTATÍSTICA EM FARMÁCIA

Em fisiologia e anatomia
- Definir os limites da normalidade de uma variável como a altura ou o peso ou a tensão arterial, etc., numa população.
- Uma variação superior aos limites naturais pode ser patológica, ou seja, anormal, devido à ação de determinados factores externos.
- Encontrar a correlação entre duas variáveis como a altura e o peso.

Em farmacologia
- Para descobrir a ação dos medicamentos

- Comparar a ação de dois medicamentos ou de duas dosagens sucessivas do mesmo medicamento
- Para determinar a potência relativa de um novo medicamento em relação a um medicamento padrão

Em medicina
- Para comparar a eficácia de um determinado medicamento, operação ou linha de tratamento
- Para encontrar a associação entre dois atributos, como o cancro e o tabagismo
- Identificar sinais e sintomas de doenças

Em medicina comunitária e saúde pública
- Para testar a utilidade do soro ou da vacina no terreno
- Nos estudos epidemiológicos, o papel dos factores causais é testado estatisticamente

Na investigação
- Ajuda a compilar dados, a tirar conclusões e a fazer recomendações.

Para os estudantes
- Ao aprender os métodos da bioestatística, o estudante aprende a avaliar os artigos publicados em revistas médicas e dentárias ou as comunicações lidas em conferências médicas e dentárias.
- Compreende também os métodos básicos de observação na sua prática clínica e de investigação.

- Facilita a comparação, simplifica a mensagem da figura
- Ajuda a formular e testar hipóteses, ajuda na previsão
- Em fisiologia, anatomia e farmacologia, para descobrir a ação do medicamento.
- Identificar e desenvolver tratamentos para doenças e estimar os seus efeitos.
- Identificar factores de risco de doenças.
- Conceber, acompanhar, analisar, interpretar e comunicar os resultados de estudos clínicos.
- Análise da sequência biológica
- Conceção e análise de ensaios clínicos em medicina.

## TAMANHO DA AMOSTRA

A dimensão da amostra é um termo utilizado nos estudos de mercado para definir o número de indivíduos incluídos numa amostra. Por dimensão da amostra, entende-se um grupo de indivíduos que são selecionados da população em geral e que são considerados representativos da população real para esse estudo específico.

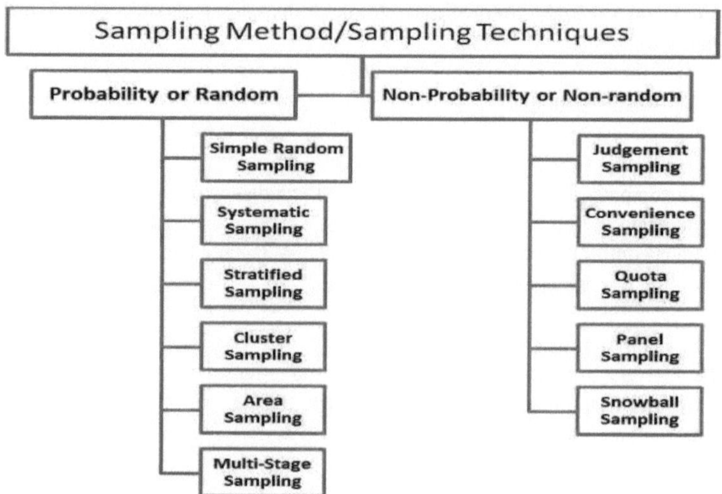


**Amostragem probabilística**

1. Amostragem aleatória simples

Cada elemento da população tem uma probabilidade de seleção conhecida e igual.

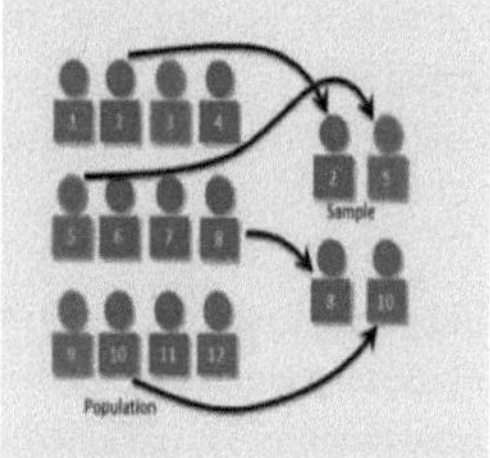


Amostragem aleatória simples

Vantagens

- Os métodos mais fiáveis e imparciais.
- Exigir um conhecimento mínimo da população de estigmas.
- Os erros de amostragem podem ser calculados facilmente.

Desvantagens

- Necessidade de uma lista completa e actualizada de todos os membros da população.
- Pode ser pouco económico e demorado.

2. Amostragem sistemática

Organizar a população-alvo de acordo com um esquema de ordenação e, em seguida, selecionar elementos a intervalos regulares através dessa lista ordenada.

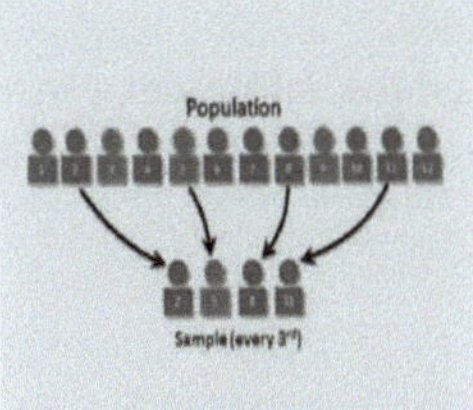
Amostragem sistémica

Vantagens

- Cómodo e simples de executar.
- Demora muito tempo e é mais barato do que uma simples técnica aleatória.

Desvantagens

- Se o primeiro sujeito não for selecionado aleatoriamente, trata-se de uma técnica de amostragem não aleatória.
- Por vezes, pode resultar numa amostra enviesada.

3. Amostragem estratificada

A população com algumas categorias distintas pode ser organizada em "estratos" separados que podem ser amostrados como uma subpopulação independente, da qual podem ser selecionados aleatoriamente elementos individuais.

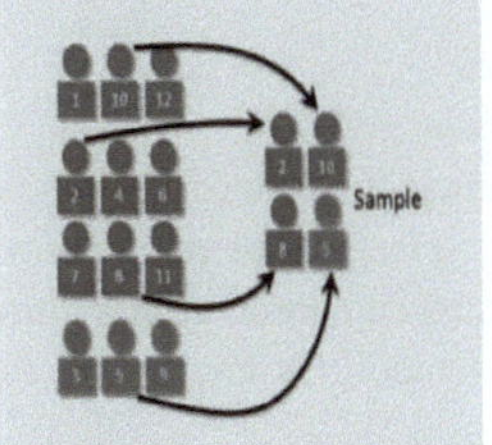
Amostragem estratificada

Vantagens

- É frequentemente mais conveniente recrutar uma amostra estratificada do que uma amostra aleatória simples.
- A comparação é possível em dois grupos.
- Assegurar a representatividade da amostra numa população heterogénea.

Desvantagens

- Exigir informações completas sobre a população
- É necessária uma população numerosa.

- Possibilidade de estratos de cálculo incorrectos.

4. Amostragem por conglomerados

Dividir a população em grupos (chamados clusters), selecionar aleatoriamente alguns dos grupos e, em seguida, recolher dados de todos os membros dos grupos selecionados.

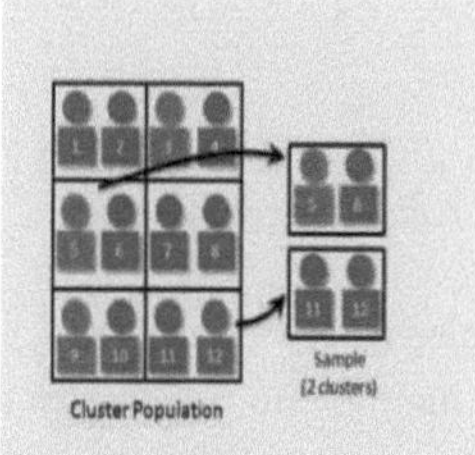


Amostragem por conglomerados

Vantagens

- Trata-se de um método menos dispendioso.
- Consome menos tempo.
- Mais fácil de aplicar numa grande área geográfica.

Desvantagens

- A possibilidade de erro existe.
- Isto pode ser menos exato do que uma simples amostra aleatória.

**Amostragem não probabilística**

1. Amostragem por conveniência

A amostragem por conveniência tenta obter uma amostra de elementos convenientes. Muitas vezes, os inquiridos são selecionados por se encontrarem no local certo à hora certa. Os sujeitos são selecionados de acordo com a conveniência do investigador ou a sua fácil acessibilidade ao investigador. Os sujeitos são escolhidos sobretudo porque são fáceis de recrutar

- Utilização de estudantes e membros de organizações sociais
- Entrevistas de interceção de centros comerciais sem qualificar os inquiridos
- Grandes armazéns que utilizam listas de contas de débito
- Pessoas na rua - entrevistas

2. Amostragem propositada (julgamento)

A amostragem por julgamento é uma forma de amostragem por conveniência em que os elementos da população são selecionados com base no julgamento do investigador.

- Engenheiros de compras selecionados no estudo de marketing industrial

3. Amostragem de quotas

Trata-se de uma técnica de amostragem não probabilística em que a população é primeiro dividida em subgrupos ou quotas, tal como a população é dividida em estratos na amostragem estratificada. Os indivíduos são selecionados convenientemente (não aleatoriamente) a partir dos estratos, de forma proporcional ou desproporcional, dependendo dos requisitos do estudo.

A amostragem por quotas pode ser considerada como uma amostragem restrita por julgamento em duas fases.

- A primeira fase consiste em desenvolver categorias de controlo, ou quotas, de elementos da população.
- Na segunda fase, os elementos da amostra são selecionados com base na conveniência ou no julgamento.

4. Amostragem de bola de neve

Nesta técnica, pede-se aos participantes iniciais do estudo que sugiram outra pessoa que satisfaça os critérios do estudo e esteja disposta a participar no mesmo. Normalmente, isto é feito quando a dimensão da população é muito pequena e o investigador não consegue encontrar participantes no estudo por si próprio. (Por exemplo, um investigador quer realizar um estudo sobre a prevalência do VIH/SIDA entre os trabalhadores do sexo.

Na amostragem em bola de neve, é selecionado um grupo inicial de inquiridos, normalmente de forma aleatória.

- Depois de serem entrevistados, pede-se a estes inquiridos que identifiquem outras pessoas que pertençam à população-alvo de interesse.
- Os inquiridos subsequentes são selecionados com base nas referências.

IMPORTÂNCIA DA DIMENSÃO DA AMOSTRA

Se o estudo for demasiado pequeno, é mais provável que produza resultados inconclusivos, incorrectos ou espúrios. Isto deve-se ao facto de um tamanho de amostra mais pequeno gerar ou estimar uma maior variação e de estas estimativas serem menos úteis para modelizar e compreender a verdadeira questão subjacente de interesse num estudo.

Se os estudos tiverem mais probabilidades de falhar devido a uma dimensão inadequada da amostra, são considerados não éticos. Isto deve-se ao facto de expor os sujeitos humanos ou os animais de laboratório aos possíveis riscos associados à investigação. Além disso, um estudo demasiado grande enfrenta problemas éticos e também desperdiça recursos escassos, como dinheiro, sujeitos e tempo.

**FACTORES QUE INFLUENCIAM A DIMENSÃO DA AMOSTRA**

Há vários factores que devem ser considerados ao decidir a dimensão da amostra.

- **Tamanho da população** - Este fator só é relevante em populações muito pequenas.

- **Nível de confiança** - Mesmo uma amostra de 100% não dá garantias completas. Os auditores trabalham com um nível de confiança que pode ser expresso com exatidão. Por exemplo, um nível de confiança de 5% significa que há 19 hipóteses em 20 de que a amostra seja representativa da população no seu conjunto.
- **Precisão** - É evidente que o nível de confiança e o intervalo de precisão estão relacionados, na medida em que, para uma determinada dimensão da amostra, uma maior confiança pode ser expressa num intervalo de precisão mais alargado e vice-versa.
- **Risco** - O risco é um conceito muito importante na auditoria moderna e, em áreas de alto risco, será desejável uma amostra grande, porque são necessários níveis de confiança elevados e intervalos de precisão estreitos.
- **Materialidade** - Trata-se efetivamente de um subconjunto do risco. A materialidade é fundamental para a auditoria moderna e, como todas as populações são amostras, a materialidade deve ser considerada na fixação da dimensão da amostra.
- **Factores subjectivos** - Esta é a área de consideração mais importante, mas difícil. O auditor espera obter provas de auditoria sobre uma população a partir de uma amostra.
- **Erro esperado/taxa de desvio** - A teoria requer que a dimensão das amostras necessária seja uma função do erro. Isto só é conhecido depois de os resultados terem sido avaliados. No entanto, uma estimativa baseada na experiência anterior e no conhecimento de outros factores pode dar uma boa indicação.
- **Recursos** - materiais, financeiros, humanos
- **Método de amostragem** - Aleatório, estratificado
- Grau de diferença a ser detectado
- **Variabilidade (S.D.)** - estudo piloto, histórico
- **Grau de exatidão** (ou erros)
  - Erro de tipo I (alfa) $p<0,05$
  - Erro de tipo Il (beta) inferior a 0,2 (20%)
  - Poder do teste: superior a 0,8 (80%) Fórmulas estatísticas
- Taxa de abandono, não cumprimento do Rx
- **Natureza do investigador** - Investigador inexperiente, falta de interesse, falta de honestidade, carga de trabalho intensa, supervisão inadequada.
- **Natureza da amostra** - Técnica de amostragem inadequada, dimensão da amostra, estrutura da amostra defeituosa.
- **Circunstâncias** - Falta de tempo, grande área geográfica, falta de cooperação, calamidades naturais

## DROPOUT

Indivíduos do tamanho da amostra ou do grupo de amostra que podem ser rejeitados do estudo devido a efeitos secundários ou falta de eficácia. Normalmente, este tipo de dados em falta é preocupante, especialmente se a desistência se dever à falta de eficácia. O abandono devido à falta de eficácia sugere que os que abandonam o estudo provêm do extremo inferior do espetro. A desistência devido a efeitos secundários pode ou não ser um problema, dependendo da relação entre os efeitos secundários e o resultado de interesse.

Possíveis razões para o abandono escolar:
- Recuperação
- Falta de melhoria ou fracasso
- Efeitos secundários indesejáveis
- Razões externas não relacionadas com o resultado das especificações
- Morte


## TESTES ESTATÍSTICOS DE SIGNIFICÂNCIA

O teste de significância é um procedimento formal para comparar dados observados com uma afirmação (também designada por hipótese) cuja veracidade se pretende avaliar. O teste de significância é utilizado para testar uma afirmação sobre um parâmetro populacional desconhecido. Um teste de significância utiliza dados para avaliar uma hipótese, comparando as estimativas pontuais dos parâmetros da amostra com os valores previstos pela hipótese. Respondemos a uma pergunta como: "Se a hipótese fosse verdadeira, seria improvável obter dados como os que obtivemos?"

Uma vez recolhidos os dados de uma amostra através de um estudo observacional ou de uma experiência, a inferência estatística permite que os analistas avaliem as provas a favor ou alguma afirmação sobre a população da qual a amostra foi retirada. Os métodos de inferência utilizados para apoiar ou rejeitar afirmações baseadas em dados amostrais são conhecidos como testes de significância.

Todos os testes de significância começam com uma hipótese nula $H_0$. $H_0$ representa uma teoria que foi apresentada, quer porque se acredita que é verdadeira, quer porque deve ser utilizada como base de argumentação, mas que não foi provada. Por exemplo, num ensaio clínico de um novo medicamento, a hipótese nula pode ser que o novo medicamento não é melhor, em média, do que o medicamento atual. Escreveríamos $H_0$: não há diferença entre os dois medicamentos, em média.

A hipótese alternativa, $H_a$, é uma declaração daquilo que um teste de hipóteses estatístico pretende estabelecer. Por exemplo, num ensaio clínico de um novo medicamento, a hipótese alternativa pode ser que o novo medicamento tem um efeito diferente, em média, em comparação com o do medicamento atual. Escreveríamos $H_a$: os dois medicamentos têm efeitos diferentes, em média. A hipótese alternativa também pode ser que o novo medicamento é melhor, em média, do que o medicamento atual. Neste caso, escreveríamos $H_a$ : o novo medicamento é melhor do que o medicamento atual, em média.

A conclusão final após o teste ter sido efectuado é sempre dada em termos da hipótese nula. Ou "rejeitamos $H_0$ a favor de $H_a$ " ou "não rejeitamos $H_0$ "; nunca concluímos "rejeitamos $H_a$ ", ou mesmo "aceitamos $H_a$ ".

Se concluirmos "não rejeitar $H_0$ ", isso não significa necessariamente que a hipótese nula é verdadeira, apenas sugere que não há provas suficientes contra $H_0$ a favor de $H_a$ ; rejeitar a hipótese nula sugere, então, que a hipótese alternativa pode ser verdadeira.

As hipóteses são sempre formuladas em termos de um parâmetro populacional, como a média $\mu$. Uma hipótese alternativa pode ser unilateral ou bilateral. Uma hipótese unilateral afirma que um parâmetro é maior ou menor do que o valor dado pela hipótese nula. Uma hipótese de dois lados afirma que um parâmetro é simplesmente diferente do valor dado pela hipótese nula - a direção não importa.

Um intervalo de confiança fornece um intervalo estimado de valores que é suscetível de incluir um parâmetro populacional desconhecido, sendo o intervalo estimado calculado a partir de um determinado conjunto de dados de amostra.

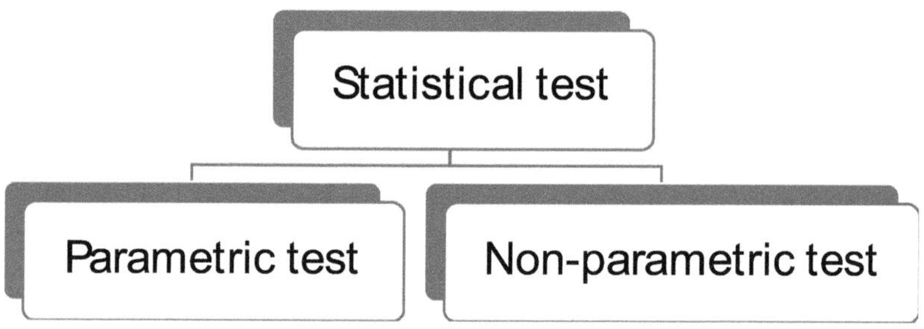


Os testes estatísticos destinam-se a decidir se uma hipótese sobre a distribuição de uma ou mais populações ou amostras deve ser rejeitada ou aceite.

**TIPOS DE TESTES DE SIGNIFICÂNCIA**
- Testes paramétricos
  - Teste t de Student
  - ANOVA
  - Coeficiente de correlação
  - Regressão
- Teste não paramétrico

o   Teste de classificação de Wilcoxon
o   Análise de variância
o   Correlação
o   Teste do Qui-quadrado

| Teste paramétrico | Teste não paramétrico |
| --- | --- |
| É utilizado quando a informação sobre os parâmetros da população é completamente conhecida. | É utilizado quando não existe ou existe pouca informação disponível sobre os parâmetros da população. |
| Assume que os dados têm uma distribuição normal. | Não faz suposições sobre a distribuição dos dados. |
| Escala de intervalo ou escala de rácio. | Escalas nominais e ordinais. |
| Utiliza a maldade. | Utiliza a mediana. |
| Mais poderoso do que o não-paramétrico. | Menos potente do que a paramétrica. |
| Por exemplo, teste T para amostras independentes, teste T para amostras emparelhadas, ANOVA de uma via. | Por exemplo, teste U de Mann-Whitney, teste de classificação assinada de Wilcoxon, teste de Kruskal-Walis. |

## TESTES PARAMÉTRICOS

O teste paramétrico é um teste estatístico que faz suposições sobre os parâmetros das distribuições da população de onde os dados são retirados. Um teste estatístico paramétrico faz uma suposição sobre os parâmetros da população e as distribuições de onde os dados foram retirados.

Aplicação
* Utilizado para dados quantitativos
* Utilizado para variáveis contínuas
* Utilizado quando os dados são medidos em intervalos aproximados ou em escalas de medição de rácios.
* Os dados devem seguir uma distribuição normal

## Teste t de Student (ou) Teste t

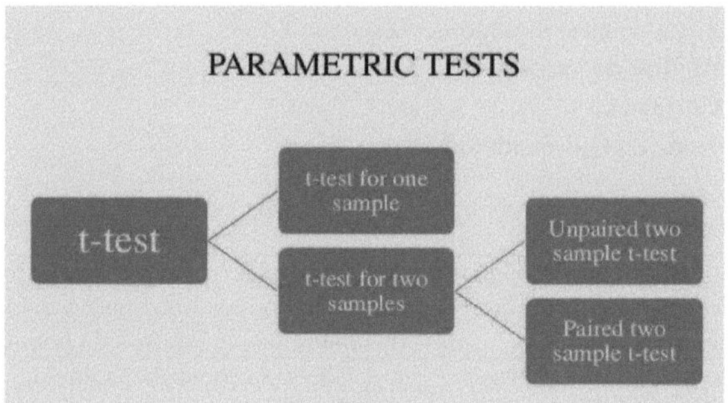


Foi desenvolvido pelo Prof. W. S. Gossett com o pseudónimo Student.

O teste t compara a diferença entre duas médias de grupos diferentes para determinar se a diferença é estatisticamente significativa.

**teste t de uma amostra**

Compara a média de um único grupo de observações com um valor especificado.

No teste t de uma amostra, conhecemos a média da população. Retiramos uma amostra aleatória da população e, em seguida, comparamos a média da amostra com a média da população e tomamos uma decisão estatística sobre se a média da amostra é ou não diferente da população.

Pressuposto
- A população tem uma distribuição normal
- A amostra é retirada da população e deve ser aleatória
- A média da população é conhecida.

Condições
- População O desvio-padrão não é conhecido
- A dimensão da amostra é pequena, ou seja, n<30

Sejam $x_1$ , $x_2$ ,.....,$x_n$ uma amostra aleatória de dimensão "n" retirada de uma população normal com média ($\mu$) e variância ($\sigma^2$ ).

Hipótese nula ($H_0$ ): A média da população ($\mu$) é igual a um valor especificado $\mu_0$ . Sob $H_0$ ,

a estatística de teste é

$$t = \frac{\bar{x} - \mu}{\frac{s}{\sqrt{n}}}$$

Onde,

$\bar{x}$          = média da amostra

$\mu$          = média da população

$\dfrac{s}{\sqrt{n}}$     = erro padrão

$n$          = dimensão da amostra

em que s é o desvio-padrão da amostra.

Por exemplo, imagine que uma empresa pretende testar a afirmação de que as suas pilhas duram mais de 40 horas. Utilizando uma amostra aleatória simples de 15 pilhas, obteve-se uma média de 44,9 horas, com um desvio padrão de 8,9 horas. Teste esta afirmação utilizando um nível de significância de 0,05.

$$H_0: \mu = 40$$
$$H_a: \mu > 40$$

$$\hat{x} = 44.9, \quad \mu = 40 \quad s = 8.9, \quad n = 15, \quad df = n-1 \rightarrow df = 15-1 = 14$$

$$test\ statistic: \quad t = \frac{44.9 - 40}{\left(\dfrac{8.9}{\sqrt{15}}\right)} = 2.13$$

$$p - value = P\left(t_{df=14} > 2.13\right) = 0.026$$

Because $p = 0.026 < \alpha = 0.05$ we reject $H_0$

If $p - value \leq significance\ level$, then we <u>reject</u> $H_0$

If $p - value > significance\ level$, then we <u>fail to reject</u> $H_0$

Como o nosso valor p é inferior ao nosso nível de significância, rejeitamos a nossa hipótese nula.

Por conseguinte, temos provas significativas para concluir que a alegação da empresa de que as suas baterias duram mais de 40 horas.

**teste t de duas amostras**

Utilizado quando as duas amostras aleatórias independentes provêm de populações normais com variância desconhecida ou igual. Testamos a hipótese nula de que as duas médias populacionais são iguais, ou seja, $\mu_1 = \mu_2$

- Teste t-pareado

- Teste t não pareado

Pressupostos:
- As populações têm uma distribuição normal
- As amostras são selecionadas de forma independente e aleatória

Condições:
- Os desvios-padrão das populações são iguais e não são conhecidos
- A dimensão da amostra é reduzida

Se duas amostras independentes $x_i$ ( $i = 1,2,....,n_1$ ) e $y_j$ ( $j = 1,2, .....,n_2$ ) de tamanhos $n_1$ e $n_2$ tiverem sido retiradas de duas populações normais com médias $\mu_1$ e $\mu_2$ respetivamente. Hipótese nula $H_0 : \mu_1 = \mu_2$ Em $H_0$ , a estatística de teste é

$$t = \frac{|\bar{x} - \bar{y}|}{s\sqrt{\dfrac{1}{n_1} + \dfrac{1}{n_2}}}$$

**Teste t-pareado**

Teste t emparelhado Utilizado quando as medições são efectuadas no mesmo indivíduo antes e depois de uma manipulação ou tratamento.

Ex: Determinar a significância de uma diferença na pressão arterial antes e depois da administração de uma substância pressurizante experimental.

Pressupostos:
- As populações têm uma distribuição normal
- As amostras são selecionadas de forma independente e aleatória

Condições:
- As amostras estão relacionadas umas com as outras
- Os tamanhos das amostras são pequenos e iguais
- Os desvios-padrão das populações são iguais e não são conhecidos

Hipótese nula:

$$H_0 : \mu_d = 0$$

Sob $H_0$, a estatística de teste

$$t = \frac{|\bar{d}|}{\dfrac{s}{\sqrt{n}}}$$

em que, $d$ = diferença entre $x_1$ e $x_2$

$\bar{d}$ = média de d

s = desvio padrão da amostra

n = dimensão da amostra

## Teste t não pareado

Este teste é aplicado a dados não emparelhados de observações independentes feitas em indivíduos de dois grupos diferentes ou separados ou em amostras retiradas de duas populações, para testar se a diferença entre as duas médias é real ou se pode ser atribuída à variabilidade da amostragem, como entre as médias dos grupos de controlo e experimental.

De     acordo com a hipótese nula ($H_0$), presume-se que não existe uma diferença real entre as médias de duas amostras, se as amostras forem recolhidas aleatoriamente e retiradas independentemente da significância da diferença.

Procedimento para efetuar um teste t não pareado:

To test the null hypothesis that the two population means, $\mu_1$ and $\mu_2$, are equal:

1. Calculate the difference between the two sample means, $\bar{x}_1 - \bar{x}_2$.

2. Calculate the **pooled standard deviation**: $s_p = \sqrt{\dfrac{(n_1 - 1)s_1^2 + (n_2 - 1)s_2^2}{n_1 + n_2 - 2}}$

3. Calculate the standard error of the difference between the means:

$$SE(\bar{x}_1 - \bar{x}_2) = s_p\sqrt{\frac{1}{n_1} + \frac{1}{n_2}}$$

4. Calculate the T-statistic, which is given by $T = \dfrac{\bar{x}_1 - \bar{x}_2}{SE(\bar{x}_1 - \bar{x}_2)}$. Under the null hypothesis, this statistic follows a t-distribution with $n_1 + n_2 - 2$ degrees of freedom.

5. Use tables of the t-distribution to compare your value for T to the $t_{n_1+n_2-2}$ distribution. This will give the p-value for the unpaired t-test.

NOTE:

For the unpaired t-test to be valid the two samples should be <u>roughly</u> normally distributed and should have <u>approximately</u> equal variances. If the variances are obviously unequal we must use:

$$SE(\bar{x}_1 - \bar{x}_2) = \sqrt{\frac{s_1^2}{n_1} + \frac{s_2^2}{n_2}}$$

Then: $\dfrac{\bar{x}_1 - \bar{x}_2}{SE(\bar{x}_1 - \bar{x}_2)} \sim N(0, 1)$ if $n_1$ and $n_2$ are reasonably large.

Else: $\dfrac{\bar{x}_1 - \bar{x}_2}{SE(\bar{x}_1 - \bar{x}_2)} \sim t_{n'}$, where $n' = \dfrac{\left(\frac{s_1^2}{n_1} + \frac{s_2^2}{n_2}\right)^2}{\frac{(\frac{s_1^2}{n_1})^2}{(n_1 - 1)} + \frac{(\frac{s_2^2}{n_2})^2}{(n_2 - 1)}}$ rounded down to the nearest integer.

## ANOVA

A análise de variância (ANOVA) é um conjunto de modelos estatísticos utilizados para analisar as diferenças entre médias ou variâncias de grupos. Compara vários grupos de uma só vez. Foi desenvolvida por R.A.Fischer. Um teste ANOVA é uma forma de descobrir se os resultados de um inquérito ou de uma experiência são significativos. Por outras palavras, ajuda a descobrir se é necessário rejeitar a hipótese nula ou aceitar a hipótese alternativa.

O modelo estatístico que envolve um teste de significância da diferença nos valores médios da variável entre dois grupos é o teste t de Student. Se houver mais de dois grupos, o modelo estatístico apropriado é a Análise de Variância.

A ANOVA compara a variância através de um rácio simples, denominado F-Ratio.

$$F = \frac{Variance\ between\ groups}{variance\ within\ groups}$$

Pressupostos para a ANOVA

- A população da amostra pode ser facilmente aproximada de uma distribuição normal.
- Todas as populações têm o mesmo desvio-padrão.
- Os indivíduos da população são selecionados aleatoriamente.
- Amostras independentes
- Os erros experimentais são distribuídos normalmente com média zero e variância $\sigma^2$.

## ANOVA de uma via

Se os vários grupos experimentais diferirem em termos de apenas um fator de cada vez, é utilizada uma ANOVA unidirecional. Quando se pretende testar dois grupos para ver se existe uma diferença entre eles.

Por exemplo, um estudo para avaliar a eficácia de quatro antibióticos diferentes em S Sanguis

Ex. Comparação de um grupo de controlo com três doses diferentes de aspirina

Compara as médias de dois ou mais grupos independentes, a fim de determinar se existe evidência estatística de que as médias populacionais associadas são significativamente diferentes.

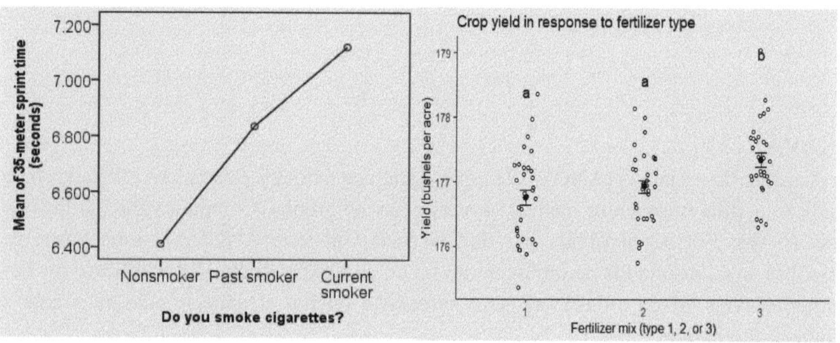


## ANOVA de duas vias

Uma ANOVA de duas vias é uma extensão da ANOVA de uma via. Com uma ANOVA unidirecional, há uma variável independente que afeta uma variável dependente. Com uma ANOVA de duas vias, há duas independentes. Use uma ANOVA de duas vias quando tiver uma variável de medida (ou seja, uma variável quantitativa) e duas variáveis nominais.

Se os vários grupos diferirem em termos de dois ou mais factores de cada vez, é realizada uma ANOVA de duas vias. Por exemplo, um estudo para avaliar a eficácia de quatro antibióticos diferentes em Sanguis em três grupos etários diferentes.

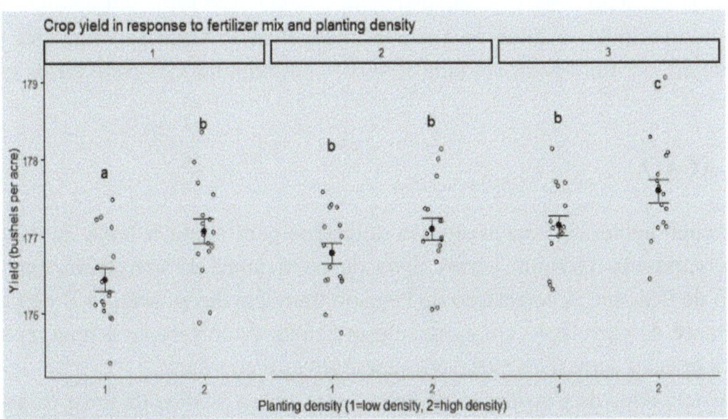


- Anova de duas vias sem replicação

  Estamos a testar um conjunto de indivíduos antes e depois de tomarem um medicamento para ver se este funciona ou não.

- Anova de duas vias com replicação

  dois grupos, e os membros desses grupos estão a fazer mais do que uma coisa. Por exemplo, dois grupos de doentes de hospitais diferentes a experimentar duas terapias diferentes.

**Pressupostos para a ANOVA de duas vias**
- A população deve estar próxima de uma distribuição normal.
- As amostras devem ser independentes.
- As variâncias da população devem ser iguais (ou seja, homocedásticas).
- Os grupos devem ter tamanhos de amostra iguais.

**Anova unidirecional vs Anova bidirecional**

| ANOVA unidirecional | ANOVA de duas vias |
| --- | --- |
| 1 variável de medida e 1 variável nominal. | 1 variável de medida e 2 variáveis nominais. |

| Por exemplo, medir o teor de glicogénio em várias amostras de coração, fígado, rim, pulmão, etc. | Por exemplo, medir a resposta a três medicamentos diferentes em homens e mulheres. Neste caso, o tratamento medicamentoso é um fator e o sexo é o outro. |
| --- | --- |

Uma ANOVA unidirecional envolve apenas um fator ou variável independente, enquanto existem duas variáveis independentes numa ANOVA bidirecional. Em uma ANOVA unidirecional, o fator ou variável independente analisado tem três ou mais grupos categóricos. Em vez disso, uma ANOVA bidirecional compara vários grupos de dois factores.

## CORRELAÇÃO

Os coeficientes de correlação são utilizados para medir a força de uma relação entre duas variáveis. Existem vários tipos de coeficiente de correlação, mas o mais popular é o de Pearson. A correlação de Pearson (também designada por R de Pearson) é um coeficiente de correlação comummente utilizado. A correlação é uma técnica para investigar a relação entre duas variáveis quantitativas e contínuas.

O Coeficiente de Correlação de Pearson (r) é uma medida da força da associação entre duas variáveis. A relação ou associação entre duas variáveis quantitativamente medidas ou contínuas é designada por correlação. A extensão ou grau de relação entre dois conjuntos de valores é medida em termos de um outro parâmetro denominado coeficiente de correlação. Este parâmetro é indicado pela letra "r".

A correlação determina a relação entre duas variáveis, mas não prova que uma determinada variável, por si só, cause a mudança na outra. A causa da mudança na mesma direção ou na direção oposta pode dever-se a outro fator ou factores de reação. O grau de correlação varia entre menos um e mais um, ou seja, **$-1 < r < +1$**.

**Tipos de correlação:**

Existem 5 tipos de correlação, dependendo da sua extensão e direção.

| Tipos de correlação | Coeficiente de correlação |
| --- | --- |
| Perfeito Correlação positiva | $r = +1$ |
| Parcial Correlação positiva | $0 < r < +1$ |
| Sem correlação | $r = 0$ |
| Correlação negativa parcial | $-1 < r < 0$ |

<table>
<thead>
<tr><th>Perfeito Correlação negativa</th><th>r = -1</th></tr>
</thead>
</table>

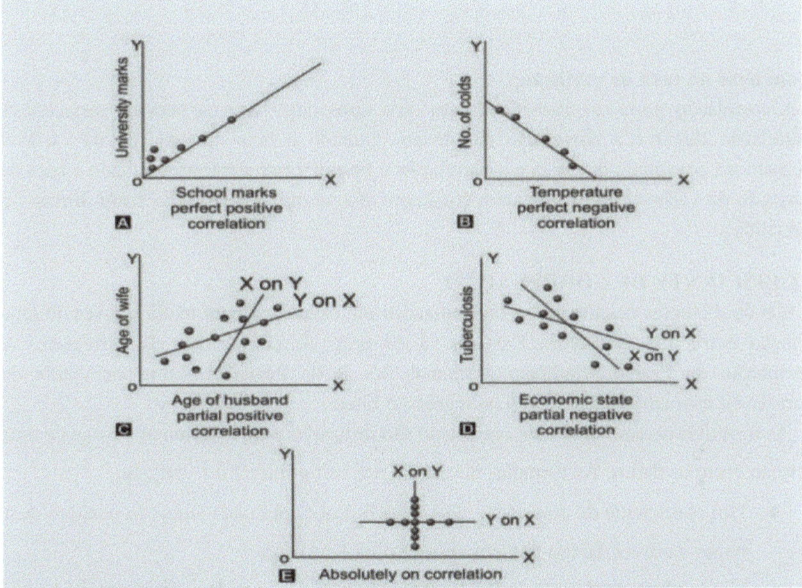


A correlação pode ser classificada em mais tipos com base no número de variáveis que possui.

**Correlação simples**:

Neste tipo de correlação, existe apenas uma variável dependente e uma variável independente. Por exemplo, o peso de uma pessoa depende da sua altura.

**Correlação múltipla**:

Neste tipo de correlação, existe apenas uma variável dependente e muitas variáveis independentes. Por exemplo, as notas obtidas por um estudante dependem de muitos factores, como o número de horas que passa a estudar, o número de livros que consulta e também do seu nível de QI. Neste caso, a única variável dependente é a nota obtida e esta depende também dessas variáveis independentes.

**Correlação parcial:**

Neste tipo de correlação também haverá uma variável dependente e muitas variáveis independentes, mas o efeito de apenas uma variável independente é estudado de cada vez, enquanto o efeito de outras variáveis independentes é anulado. Por exemplo, ao estudar o efeito do rendimento de uma cultura, há muitos factores que afectam o rendimento, como a precipitação, a temperatura, a fertilidade do solo, etc. Mas neste método de correlação, estudamos o efeito de factores individuais apenas um de cada vez.

**Com base na taxa de variação:**

A correlação pode ser classificada em dois tipos com base na taxa de variação. A correlação linear e a correlação não linear. Quando a taxa de variação da variável permanece constante, diz-se que a correlação é **linear**. Caso contrário, quando a taxa de variação da variável não se mantém constante, diz-se que a correlação é **não linear** ou curvilínea.

## COEFICIENTE DE CORRELAÇÃO:

Os coeficientes de correlação são utilizados em estatística para medir a força de uma relação entre duas variáveis. Existem vários tipos de coeficientes de correlação: A correlação de Pearson (também designada por R de Pearson) é um coeficiente de correlação normalmente utilizado na regressão linear.

As fórmulas do coeficiente de correlação são utilizadas para determinar a força de uma relação entre os dados. As fórmulas devolvem um valor entre 1 e 1, em que:

- Um coeficiente de correlação de 1 significa que, por cada aumento positivo de 1 numa variável, há um aumento positivo de 1 na outra.

- Um coeficiente de correlação de -1 significa que, por cada aumento positivo de 1 numa variável, há uma diminuição negativa de 1 na outra.

- Zero significa que, para cada aumento, não há um aumento positivo ou negativo. Os dois simplesmente não estão relacionados.

O valor absoluto do coeficiente de correlação dá-nos a força da relação. Quanto maior o número, mais forte é a relação. Por exemplo, |.75| = .75, que tem uma relação mais forte do que .65.

**Tipos**
- Coeficiente de correlação de Pearson
- Correlação de postos de Spearman
    - +1 uma correlação positiva perfeita entre as classificações
    - -1 um coeficiente de correlação negativo perfeito
    - 0 não há correlação entre as classificações

## REGRESSÃO

A regressão é um método estatístico utilizado para determinar a força e o carácter da relação entre uma variável dependente (normalmente designada por Y) e uma série de outras variáveis (conhecidas como variáveis independentes).

Uma equação de regressão é utilizada em estatística para descobrir que relação existe, se é que existe, entre conjuntos de dados. Por exemplo, se medir a altura de uma criança todos os anos, pode descobrir que ela cresce cerca de 5 cm por ano. Essa tendência (crescer 5 cm por ano) pode ser modelada com uma equação de regressão. De facto, a maioria das coisas no mundo real (desde os preços do gás até aos furacões) pode ser modelada com algum tipo de equação; permite-nos prever acontecimentos futuros.

Uma linha de regressão é a linha de "melhor ajuste" para os seus dados. Basicamente, desenha-se uma linha que melhor representa os pontos de dados. É como uma média de onde todos os pontos se alinham. Na regressão linear, a linha de regressão é uma linha perfeitamente reta:

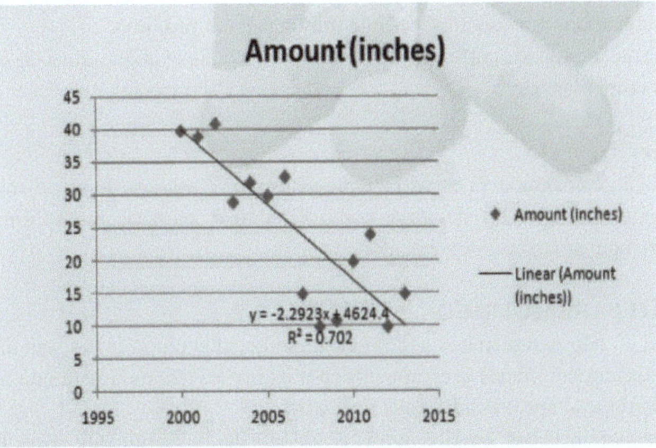


A análise de regressão é utilizada para encontrar equações que se ajustem aos dados. Assim que tivermos a equação de regressão, podemos utilizar o modelo para fazer previsões. Um tipo de análise de regressão é a análise linear. Quando um coeficiente de correlação mostra que os dados são susceptíveis de prever resultados futuros e um gráfico de dispersão dos dados parece formar uma linha reta, pode utilizar a regressão linear simples para encontrar uma função de previsão. Se se recorda da álgebra elementar, a equação de uma reta é $y = mx + b$.

A regressão linear é uma forma de modelar a relação entre duas variáveis. A equação tem a forma $Y = a + bX$, em que Y é a variável dependente (ou seja, a variável que se encontra no eixo Y), X é a variável independente (ou seja, é representada no eixo X), b é o declive da reta e a é a interceção y.

$$a = \frac{(\sum y)(\sum x^2) - (\sum x)(\sum xy)}{n(\sum x^2) - (\sum x)^2}$$

$$b = \frac{n(\sum xy) - (\sum x)(\sum y)}{n(\sum x^2) - (\sum x)^2}$$

O primeiro passo para encontrar uma equação de regressão linear é determinar se existe uma relação entre as duas variáveis. Esta é frequentemente uma decisão do investigador. Também vai precisar de uma lista dos seus dados em formato xy (ou seja, duas colunas de dados de variáveis independentes e dependentes).

Aplicações na indústria farmacêutica:
- Para a medição do tamanho médio das partículas de fármacos e excipientes farmacêuticos por espetroscopia de infravermelho próximo.
- Calibração cromatográfica multivariada para a análise quantitativa de misturas de dois componentes

Correlação vs Regressão

A correlação é uma medida estatística que determina a associação ou co-relação entre duas variáveis. A regressão descreve como relacionar numericamente uma variável independente com a variável dependente.

## TESTE NÃO PARAMÉTRICO

Os testes não paramétricos são também conhecidos como testes sem distribuição porque se baseiam em menos pressupostos (por exemplo, não assumem que o resultado tem uma distribuição aproximadamente normal).

Os testes paramétricos envolvem distribuições de probabilidade específicas (por exemplo, a distribuição normal) e os testes envolvem a estimativa dos parâmetros-chave dessa distribuição (por exemplo, a média ou a diferença de médias) a partir dos dados da amostra.

Há algumas situações em que é evidente que o resultado não segue uma distribuição normal. Estas incluem:
- quando o resultado é uma variável ordinal ou uma classificação,
- quando existem valores anómalos ou
- quando o resultado tem limites claros de deteção.

### Vantagens dos testes não paramétricos
- Utilizado com todas as balanças
- Mais fácil de calcular
- Desenvolvido originalmente antes da utilização generalizada do computador
- Fazer menos suposições
- Não é necessário envolver parâmetros populacionais

- Os resultados podem ser tão exactos como os procedimentos paramétricos.
- Maior poder estatístico quando os pressupostos do teste paramétrico foram violados.
- São aceitáveis amostras de pequena dimensão.
- Utilizado para todos os tipos de dados, incluindo variáveis nominais, variáveis de intervalo ou dados com valores discrepantes ou que tenham sido medidos de forma imprecisa.

**Desvantagens dos testes não paramétricos**
- Pode desperdiçar informações
    - Se os dados permitirem a utilização de procedimentos paramétricos
    - Exemplo: conversão de dados de uma escala de rácio para uma escala ordinal
- Difícil de calcular manualmente para grandes amostras.
- Tabelas não muito disponíveis.
- Menos potentes do que os testes paramétricos se os pressupostos não tiverem sido violados.


## TESTE DE CLASSIFICAÇÃO DE WILCOXON

O teste de Wilcoxon signed-rank é um teste de hipóteses estatístico não paramétrico utilizado para comparar duas amostras relacionadas, amostras emparelhadas ou medições repetidas numa única amostra para avaliar se as suas classificações médias populacionais diferem (ou seja, é um teste de diferenças emparelhadas).

Pode ser utilizado como alternativa ao teste t de Student emparelhado, ao teste t para pares emparelhados ou ao teste t para amostras dependentes quando não se pode assumir que a população tem uma distribuição normal.

Pressupostos
- Os dados são emparelhados e provêm da mesma população.
- Cada emparelhamento é escolhido de forma aleatória e independente.
- Os dados são medidos pelo menos numa escala de intervalo quando, como é habitual, são calculadas diferenças dentro do par para efetuar o teste.

**Teste da soma das classificações assinado por Wilcoxan:**

O teste de postos assinados de Wilcoxon (também designado por teste de soma de postos assinados de Wilcoxon) é um teste não paramétrico. O teste de Wilcoxon deve ser utilizado se as diferenças entre pares de dados tiverem uma distribuição não normal.

Existem duas versões ligeiramente diferentes do teste:

- O teste de classificação assinada de Wilcoxon compara a mediana da sua amostra com uma mediana hipotética.
- O teste de classificação assinada de pares emparelhados de Wilcoxon calcula a diferença entre cada conjunto de pares emparelhados e, em seguida, segue o mesmo procedimento que o teste de classificação assinada para comparar a amostra com uma mediana.

O termo "Wilcoxon" é frequentemente utilizado para qualquer um dos testes. Normalmente, isto não é confuso, uma vez que deve ser óbvio se os dados são emparelhados ou não emparelhados.

A hipótese nula para este teste é que as medianas de duas amostras são iguais. É geralmente utilizado:

- Como alternativa não paramétrica ao teste t de uma amostra ou ao teste t emparelhado.
- Para variáveis categóricas ordenadas (classificadas) sem uma escala numérica.

Requisitos para a execução do teste:

- Os dados têm de ser correspondidos.
- A variável dependente tem de ser contínua (ou seja, tem de ser capaz de distinguir entre valores com a enésima casa decimal).
- Para uma precisão máxima, não deve ter nenhuma classificação ligada.

Amostra

1. Subtraia o tratamento 2 do tratamento 1 para obter a diferença. ( se só tiver uma amostra, calcule as diferenças entre cada variável e zero (a mediana hipotética) em vez da diferença entre pares.
2. Coloca as diferenças por ordem e depois ordena-as. Ignora o sinal quando as colocas por ordem de classificação.
3. Faça uma terceira coluna e anote o sinal da diferença (a que ignorou no passo 2)
4. Calcule a soma das classificações das diferenças negativas (as que têm o sinal negativo na etapa 3)
5. Calcule a soma das classificações das diferenças positivas (as que têm o sinal positivo na etapa 3)

**A fórmula para o teste de Wilcoxon signed-rank é:**

$$z = \frac{w_s - \dfrac{n(n+1)}{4}}{\sqrt{\dfrac{n(n+1)(2n+1)}{24}}}$$

Onde

$n$ = Número de pares em que a diferença não é 0.
$w_s$ = O menor dos valores absolutos das somas.


**Teste de classificação assinado de Wilcoxan:**

Este é outro teste que é um equivalente não paramétrico de um teste t de 1 amostra. O procedimento Wilcoxon Signed Rank pressupõe que a amostra que temos é retirada aleatoriamente de uma população, com uma distribuição de frequência simétrica. O pressuposto de simetria não pressupõe normalidade, apenas que parece haver aproximadamente o mesmo número de valores acima e abaixo da mediana. O procedimento de Wilcoxon calcula uma estatística de teste Westar que é comparada com um valor esperado. O Westar é calculado somando as diferenças classificadas do desvio de cada variável de uma mediana hipotética acima do valor hipotético.


## TESTE DO QUI-QUADRADO

O teste do qui-quadrado é um teste importante entre os vários testes de significância desenvolvidos pelos estatísticos. Foi desenvolvido por Karl Pearson em 1900.

O teste do qui-quadrado é um teste não paramétrico que não se baseia em qualquer pressuposto ou distribuição de qualquer variável. Este teste estatístico segue uma distribuição específica conhecida como distribuição do qui-quadrado. Em geral O teste que utilizamos para medir as diferenças entre o que é observado e o que é esperado de acordo com uma hipótese assumida é designado por teste do qui-quadrado.

O teste do qui-quadrado é um teste estatístico utilizado para comparar resultados observados com resultados esperados. O objetivo deste teste é determinar se uma diferença entre os dados observados e os dados esperados se deve ao acaso ou se se deve a uma relação entre as variáveis que está a estudar.


A fórmula para o teste do qui-quadrado é dada por,

$$\chi^2 = \frac{\sum(O - E)^2}{E}$$


$\chi^2$ = qui-quadrado
O = valor observado
E = valor esperado

# CARACTERÍSTICAS IMPORTANTES DE UM TESTE DO QUI-QUADRADO

- Este teste (como teste não paramétrico) baseia-se em frequências e não em parâmetros como a média e o desvio padrão.
- O teste é utilizado para testar a hipótese e não é útil para a estimativa.
- Este teste também pode ser aplicado a uma tabela de contingência complexa com várias classes e, como tal, é um teste muito útil em trabalhos de investigação.
- Este teste é um teste não paramétrico importante, uma vez que não são necessários pressupostos rígidos em relação ao tipo de população, não são necessários valores de parâmetros e estão envolvidos relativamente menos pormenores matemáticos.

## LIMITAÇÕES DO TESTE DO QUI-QUADRADO

- Os dados provêm de uma amostra aleatória.
- Este teste, aplicado numa tabela quádrupla, não dará um resultado fiável com um grau de liberdade se o valor esperado em qualquer célula for inferior a 5. Nesse caso, é necessária a correção de Yate, ou seja, a redução da moda de (o - e) para metade.
- Mesmo com a correção de Yate, o teste pode induzir em erro se qualquer frequência esperada for muito inferior a 5; nesse caso, deve ser aplicado outro teste adequado.
- Em tabelas de contingência maiores do que 2*2, a correção de Yate não pode ser aplicada.5) Interpretar este teste com precaução se o total da amostra ou o total de valores em todas as células for inferior a 50.
- Este teste indica a presença ou ausência de uma associação entre os eventos, mas não mede a força da associação.
- Este teste não indica a causa e o efeito, apenas indica a probabilidade de ocorrência de associação por acaso.
- O teste deve ser aplicado apenas quando as observações individuais da amostra são independentes, o que significa que a ocorrência de uma observação individual (acontecimento) não tem qualquer efeito sobre a ocorrência de qualquer outra observação (acontecimento) na amostra em consideração.

## CONDIÇÕES DE APLICAÇÃO DO $\chi^2$ TESTE

As seguintes condições devem ser satisfeitas antes de o $\chi^2$ possa ser aplicado:
- Os dados devem ser apresentados sob a forma de frequências
- Os dados de frequência devem ter um valor numérico exato e devem ser organizados em categorias ou grupos.
- As observações registadas e utilizadas são recolhidas de forma aleatória.
- Todos os elementos da amostra devem ser independentes.

- Nenhum grupo deve conter muito poucos itens, digamos menos de 10. No caso de as frequências serem inferiores a 10, o reagrupamento é efectuado combinando as frequências dos grupos adjacentes de modo a que as novas frequências sejam superiores a 10. (Alguns estatísticos consideram este número como 5, mas 10 é considerado melhor pela maioria dos estatísticos).
- O número total de itens também deve ser razoavelmente grande. Normalmente, deve ser de, pelo menos, 50.

## CORRECÇÃO DE YATE

Se, na tabela de contingência 2*2, as frequências esperadas forem pequenas, por exemplo, inferiores a 5, então $\chi^2$ não pode ser utilizado. Nesse caso, a fórmula direta do teste do qui-quadrado é modificada e dada pela correção de continuidade de Yate.

Correção de Yates: aplica-se quando temos duas categorias (um grau de liberdade). Utilizada quando o tamanho da amostra é $\geq 40$, e a frequência esperada é $<5$ numa célula. Subtrair 0,5 à diferença entre cada valor observado e o seu valor esperado numa tabela de contingência $2 \times 2$.

$$\chi^2 = \frac{\sum(O - E)^2}{E}$$

**Teste Exato de Fisher**

Utilizada quando o Número total de casos é $<20$ ou O número esperado de casos em qualquer célula é $\leq 1$ ou Mais de 25% das células têm frequências esperadas.

O teste exato de Fisher é um teste de significância estatística alternativo ao teste do qui-quadrado utilizado na análise de tabelas de contingência 2 x 2.

Faz parte de uma classe de testes exactos, assim designados porque a significância do desvio de uma hipótese nula (valor P) pode ser calculada com exatidão, em vez de se basear numa aproximação que se torna exacta à medida que o tamanho da amostra cresce até ao infinito, como acontece com o teste do qui-quadrado.

É utilizado para examinar a importância da associação entre os dois tipos de classificação. É válido para todas as dimensões da amostra, embora na prática seja utilizado quando as dimensões da amostra são pequenas (n< 20) e as frequências esperadas são pequenas (n< 5).

**Teste de McNemar**

Teste de McNemar: utilizado para comparar resultados antes e depois no mesmo indivíduo ou para comparar resultados numa análise emparelhada (para variáveis dicotómicas).

Exemplo: comparar as atitudes dos estudantes de medicina relativamente à confiança na análise estatística antes e depois do curso intensivo de estatística.

O teste de McNemar é um teste estatístico utilizado em dados nominais emparelhados. É aplicado a tabelas de contingência $2 \times 2$ com uma caraterística dicotómica, com pares de sujeitos emparelhados, para determinar se as frequências marginais da linha e da coluna são iguais.


## HIPÓTESE NULA (H )$_0$

A hipótese nula é também designada por hipótese estatística porque este tipo de hipótese é utilizado para testes estatísticos e interpretação estatística. A hipótese nula prevê que não existe qualquer relação entre a variável independente e a variável dependente.

A hipótese dá os seguintes contributos para o estudo de investigação
- Clarifica o problema de investigação e os objectivos da investigação
- Descreve, explica ou prevê os resultados esperados ou o resultado da investigação.
- Indica o tipo de conceção da investigação.
- Orienta o processo de estudo da investigação.
- Identifica a população do estudo de investigação que vai ser investigada ou examinada.
- Facilita a recolha, a análise e a interpretação dos dados

O valor da probabilidade (valor p) é determinado; se o "valor p" for inferior a 0,05, o teste não é significativo. Se o "valor p" for superior a 0,05, o teste é significativo.

Quando a diferença é significativa, a hipótese nula é rejeitada. Quando a diferença não é significativa, a hipótese nula não é rejeitada, ou seja, é aprovada.

Nunca se prova que a hipótese nula está completamente certa ou errada, ou que é verdadeira ou falsa. Mas é apenas REJEITADA ou NÃO REJEITADA ao nível de probabilidade de significância em causa.

## HIPÓTESE ALTERNATIVA (H )$_a$

É definida como a previsão de que existe uma interação mensurável entre variáveis. É também designada por "hipótese mantida" ou "hipótese de investigação". É designada por $H_a$ . A hipótese nula é contrariada pela hipótese alternativa. Quando a hipótese nula é rejeitada, a hipótese alternativa não é rejeitada e vice-versa.

## VALOR P

O valor p de uma determinada amostra é definido como a probabilidade de obter um resultado extremo ou um resultado de amostra observado no caso de a hipótese nula ser de facto verdadeira. Quando o valor p é bastante baixo, de tal forma que é menor ou igual a um valor escolhido, conhecido como nível de significância, que é normalmente 5% ou 1%, diz-se que os dados observados são inconsistentes com a nossa suposição de que a hipótese nula é verdadeira. Por conseguinte, a hipótese é rejeitada e outra hipótese, denominada hipótese alternativa, é aceite e considerada verdadeira.

A interpretação geral dos valores p com base no nível de significância de 10% é ilustrada a seguir:

- Se $p > 0,1$, então não há presunção da hipótese nula
- Se $p > 0,05$ e $p < 0,1$, significa que a hipótese nula é pouco provável.
- Se $p > 0,01$ e $p < 0,05$, então deve haver uma forte presunção sobre a hipótese nula.
- Se $p < 0,01$, então é indicada uma presunção muito forte sobre a hipótese nula.


Por exemplo:

Se obtivermos um valor p igual a 0,03, isso significa que há apenas 3% de hipóteses de obter uma diferença maior do que essa na nossa investigação, desde que a hipótese nula se mantenha. Agora, precisamos determinar se esse resultado é estatisticamente significativo o suficiente. Sabemos que, se as hipóteses forem iguais ou inferiores a 5%, então a hipótese nula é verdadeira e tenderemos a rejeitar a nossa hipótese nula e a aceitar a hipótese alternativa. Neste caso, as probabilidades são de 0,03, ou seja, 3% (menos de 5%), o que significa que rejeitaremos a nossa hipótese nula e aceitaremos a hipótese alternativa. Podemos dizer que o resultado obtido é demasiado frequente para se ter confiança.


## GRAUS DE LIBERDADE

Os graus de liberdade (df) em estatística indicam o número de valores independentes que podem variar numa análise sem quebrar quaisquer restrições.

Os graus de liberdade de uma estimativa são o número de informações independentes que foram utilizadas para calcular a estimativa. Não é exatamente o mesmo que o número de itens na amostra. Para obter o df da estimativa, é necessário subtrair 1 ao número de itens. Digamos que estava a encontrar a perda de peso média para uma dieta baixa em hidratos de carbono. Poderia utilizar 4 pessoas, o que daria 3 graus de liberdade (4 - 1 = 3), ou poderia utilizar cem pessoas com df = 99.

- Graus de liberdade (duas amostras): $(N_1 + N_2) - 2$.

- A equação mais comummente utilizada para determinar os graus de liberdade em estatística é df = N-1.

## INTERPRETAÇÃO DO VALOR P

Um valor de p inferior a 0,05 (normalmente $\leq$ 0,05) é estatisticamente significativo. Indica uma forte evidência contra a hipótese nula, uma vez que existe menos de 5% de probabilidade de a hipótese nula estar correta (e os resultados serem aleatórios). Portanto, rejeitamos a hipótese nula e aceitamos a hipótese alternativa.

| | |
|---|---|
| $P \geq 0.1$ | Ausência de provas contra a hipótese nula; dados consistentes com a hipótese nula. |
| $0.05 \leq P < 0.1$ | Pouca evidência contra a hipótese nula a favor da alternativa. |
| $0.01 \leq P < 0.05$ | Provas moderadas contra a hipótese nula a favor da alternativa. |
| $0.001 \leq P < 0.01$ | Provas fortes contra a hipótese nula a favor da alternativa. |
| $P < 0.001$ | Provas muito fortes contra a hipótese nula a favor da alternativa. |

# REFERÊNCIAS

1. Biostatistics for pharmacy by khan and sultan, Ukaaz publication, Hyderabad.
2. Bret H. e Bret L. Power and Sample Size Determination (Poder e determinação do tamanho da amostra). Departamento de Estatística da Universidade de Wisconsin Madison.
3. Ensaios Clínicos e Investigação em Seres Humanos: Um Guia Prático de Conformidade Regulamentar Por Fay A. Rozovsky e Rodney K. Adams.
4. Larry Winner, Introdução à Bioestatística. Departamento de Estatística, Universidade da Flórida, 2004.
5. Muhammed A. et. Al. Bioestatística e tipos de dados. J. Islamabad Med. Dental College 2013; 2(2).
6. Principles and Practices of Clinical Research, Second Edition Editado por John I. Gallin e Frederick P. Ognibene.
7. Princípios e prática da medicina farmacêutica, Segunda edição. Autores:Lionel. D. Edward, Aadrew.J.Flether Anthony W Fos , Peter D Sloaier Editor:Wiley.
8. Revisão de Ensaios Clínicos: A Guide for the Ethics Committee; Johan PE Karlberg e Marjorie A Speers; Karlberg, Johan Petter Einar, Hong Kong.
9. Statistical methods by S.P. Gupta - Sultan Chand & Sons, New Delhi.
10. Textbook of Clinical Trials editado por David Machin, Simon Day e Sylvan Green, John Wiley and Sons.
11. https://www.reliawiki.com/index.php/Main_Page
12. https://online.stat.psu.edu/stat509/

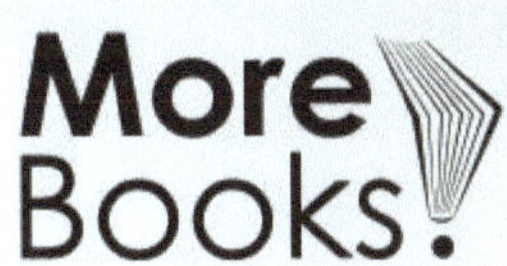


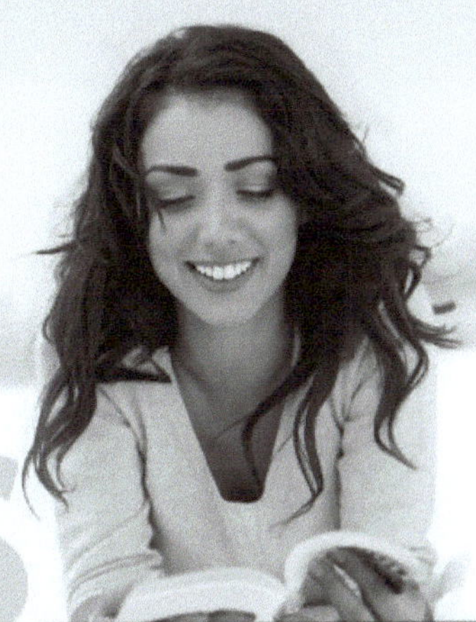

yes
**I want** morebooks!

Buy your books fast and straightforward online - at one of world's fastest growing online book stores! Environmentally sound due to Print-on-Demand technologies.

Buy your books online at
**www.morebooks.shop**

Compre os seus livros mais rápido e diretamente na internet, em uma das livrarias on-line com o maior crescimento no mundo! Produção que protege o meio ambiente através das tecnologias de impressão sob demanda.

Compre os seus livros on-line em
**www.morebooks.shop**

info@omniscriptum.com
www.omniscriptum.com

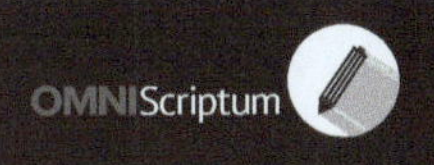

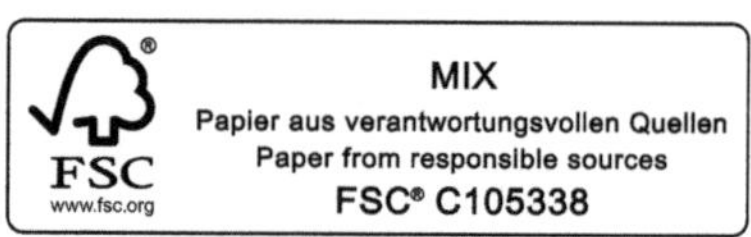

Printed by Books on Demand GmbH, Norderstedt / Germany